Ingomar-Werner Franz

Hypertonie und Herz

Diagnostische, prognostische und therapeutische Aspekte

Mit 87 Abbildungen

Springer-Verlag

Berlin Heidelberg New York
London Paris Tokyo
Hong Kong Barcelona
Budapest

Prof. Dr. med. Ingomar-Werner Franz

Klinik Wehrawald der BfA
Rehabilitationszentrum für
Herz-, Kreislauf- und Lungenerkrankungen
W-7865 Todtmoos/Schwarzwald

ISBN-13: 978-3-642-76665-7   e-ISBN-13: 978-3-642-76664-0
DOI: 10.1007/978-3-642-76664-0

Die Deutsche Bibliothek – CIP-Einheitsaufnahme
Franz, Ingomar-Werner: Hypertonie und Herz: diagnostische, prognostische und therapeutische
Aspekte/Ingomar-Werner Franz. – Berlin; Heidelberg; New York; London; Paris; Tokyo; Hong
Kong; Barcelona; Budapest: Springer, 1991

Geleitwort

Die Deutsche Liga zur Bekämpfung des hohen Blutdruckes bemüht sich seit ihrer Gründung im Jahre 1974 intensiv um die Verbreitung der Bedeutung von Bluthochdruck als Risikofaktor für kardiovaskuläre Erkrankungen. Hierzu dienen Empfehlungen für Ärzte und Patienten, Arzt-Patienten-Seminare und Öffentlichkeitsarbeit. Herr Professor Franz ist seit vielen Jahren aktiv in der Liga tätig und maßgeblich an der Entwicklung von Empfehlungen für Ärzte beteiligt, insbesondere in Fragen, die die Funktion des Herzens und den Sport beim Hochdruck betreffen. Mit der Widmung seines Buches unterstreicht er nachdrücklich seine Verbundenheit mit der Liga und macht gleichzeitig auf die Bedeutung des Herzens beim Hochdruckkranken aufmerksam. Das Hochdruckherz ist durch eine zunächst adaptative Hypertrophie gekennzeichnet, die schon in viel früheren Stadien des Hochdrucks einsetzt als bisher angenommen. Sie kann im Verlaufe des Hochdrucks in eine pathologische Hypertrophie übergehen, die mit den Gefahren der Entwicklung einer Herzinsuffizienz und von Herzrhythmusstörungen verbunden ist. Gleichzeitig begünstigt der Hochdruck die stenosierende Arteriosklerose der großen und die hypertensive Mikroangiopathie der kleinen Coronargefäße. Das kardiovaskuläre Risiko des Hochdruckkranken steigt bis auf das 10fache an, wenn sich eine Linksherzhypertrophie entwickelt.

Herr Professor Franz hat sich seit vielen Jahren mit der Entwicklung und Beeinflussung dieser Linksherzhypertrophie beim Hochdruckkranken beschäftigt, die erst durch die breite Anwendung der ein- und zweidimensionalen Echokardiographie möglich war. Im vorliegenden Buch hat er seine großen Erfahrungen niedergelegt. Nach einer kritischen Würdigung der echokardiographischen Methode und einer Diskussion der unterschiedlichen Normalwerte einzelner Autoren über die linksventrikuläre Muskelmasse geht er ausführlich auf die wichtige Differentialdiagnose gegenüber anderen Hypertrophie-Ursachen, insbesondere die des Sportlerherzens, ein. Im Hauptteil des Buches wird dann über die Beeinflussung der Linksherzhypertrophie durch verschiedene Antihypertensiva berichtet. Hervorzuheben ist insbesondere, daß die Daten über eine fünfjährige Beobachtungszeit erhoben wurden. Herr Professor Franz konnte erstmals zeigen, daß nach fünfjähriger Antihypertensivabehandlung die linksventrikuläre Muskelmasse bei vorhandener Linksherzhypertrophie fast um die Hälfte reduziert werden kann. Insgesamt wurde bei 82% der untersuchten Hochdruckkranken ein normaler linksventrikulärer Muskelmassen-Index erreicht. Besonders günstig erwies sich hierfür eine Kombination aus dem Beta-Blocker Atenolol oder Acebutololanol und dem Kalzium-Antagonisten Nifedipin, die besser wirksam waren als die Kombination von Atenolol mit einem ACE-Hemmer oder die Gabe von Einzelsubstanzen. Die besonders günstige Wirkung der Beta-Blocker wird auf deren Eigenschaft zurückgeführt, den Belastungs-Blutdruck zu senken, der für die Entwicklung der Linksherzhypertrophie die stärkste Bedeutung hat.

Das Buch orientiert ausführlich über alle diagnostischen, prognostischen und therapeutischen Aspekte des Hochdruckherzens, in dem der interessierte Leser eine Fülle von praktischen Informationen findet. Ich wünsche dem Buch eine weite Verbreitung.

Professor Dr. D. Klaus
Vorsitzender der Deutschen Liga
zur Bekämpfung des hohen Blutdruckes

Vorwort

Im Verlauf der arteriellen Hypertonie sind funktionelle und strukturelle Veränderungen des linken Ventrikels und der Koronargefäße nachweisbar, die unabhängig voneinander zu einer gestörten Pumpfunktion des Herzens führen und deren prognostische Bedeutung und klinische Wertigkeit erst in den letzten Jahren erkannt wurden. So kommt es schon frühzeitig und unabhängig von der Höhe des Ruheblutdrucks und in Abhängigkeit vom Ausmaß des systolischen Belastungsblutdruckes, aber auch druckunabhängig durch das sympathoadrenerge bzw. Renin-Angiotensin-System sowie diverse Wachstumsfaktoren zu einer Zunahme der linksventrikulären Muskelmasse (LVH). Diese linksventrikuläre Hypertrophie kann nicht mehr nur als kompensatorischer Vorgang an den erhöhten Druck zur Aufrechterhaltung einer normalen Wandspannung bzw. Kontraktilität angesehen werden, sondern stellt einen eigenständigen und bedeutsamen kardiovaskulären Risikofaktor dar, und zwar unabhängig von der Höhe des Blutdrucks. So ist bei Vorliegen einer LVH das kardiovaskuläre Risiko der Hochdruckkranken für einen Myokardinfarkt, das Auftreten höhergradiger Herzrhythmusstörungen und des plötzlichen Herztodes signifikant erhöht und die Prognose nach einem Nicht-Q-Infarkt signifikant verschlechtert. Ein frühzeitiges Erkennen der LVH ist deshalb von großer diagnostischer und prognostischer Bedeutung, gelingt aber nicht zuverlässig anhand des Ruhe-EKG oder des Röntgenthoraxbildes. Demgegenüber ermöglicht die echokardiographische Untersuchung eine reproduzierbare Bestimmung der Wanddicken und Dimensionen und somit der linksventrikulären Muskelmasse sowie eine Beurteilung der systolischen, aber auch der diastolischen Funktion des linken Ventrikels, die ebenfalls (wie die LVH) frühzeitig gestört sein kann und die vor die allen Dingen unter körperlichen Belastungen beeinträchtigte Pumpfunktion mitbewirkt. Liegt bei einem Hochdruckkranken eine LVH vor, so müssen andere Hypertrophieursachen (z. B. Sportlerherz, Kardiomyopathien) differentialdiagnostisch abgeklärt werden, wobei Fehlerquellen bei echokardiographischen Beurteilungen berücksichtigt werden müssen.

Nachdem aus Kurzzeituntersuchungen prinzipiell bekannt war, daß eine hochdruckinduzierte LVH durch eine medikamentöse Therapie zur Regression gebracht werden kann, wird in Langzeituntersuchungen erstmals gezeigt, daß eine LVH bei richtiger Auswahl des Antihypertensivums in einem hohen Prozentsatz nahezu komplett zurückgeführt werden kann und hierdurch die Pumpfunktion langfristig gebessert wird. In diesem Zusammenhang werden die der Entwicklung und Rückbildung der LVH zugrundeliegenden Mechanismen ausführlich besprochen.

In den letzten Jahren wurde deutlich, daß das Hochdruckherz in besonderem Maße ischaemiegefährdet ist. Auf der einen Seite ist der myokardiale O_2-Verbrauch aufgrund des erhöhten Doppelproduktes (systolischer Blutdruck mal Herzfrequenz) besonders bei Belastungen erheblich erhöht, wobei zusätzlich das Ausmaß der LVH bzw. das Vorliegen einer erhöhten Wandspannung des linken Ventrikels berücksichtigt werden muß. Auf der anderen Seite ist das myokardiale O_2-Angebot reduziert, da es schon in einem frühen Hypertoniestadium zu einer Anpassung der Koronargefäße an den erhöhten Druck mit erhöhtem Koronargefäßwiderstand und einer eingeschränkten Koronarreserve kommt, und erst in einem späteren Stadium eine Makroangiopathie mit haemodynamisch wirksamen Koronarstenosen nachweisbar ist. Dabei kann die Störung der Koronarreserve trotz unauffälligem Koronarangiogramm so ausgeprägt sein, daß die Patienten über typische pectanginöse Beschwerden klagen und signifikante St-Streckensenkungen im Belastungs-EKG bzw. im Langzeit-EKG und eine gestörte linksventrikuläre Pumpfunktion in der Rechtsherzkatheterisierung aufweisen. Therapeutische Maßnahmen zur Normalisierung der myokardialen O_2-Bilanz müssen primär auf die Senkung systolischer Belastungsblutdrucke, die Rückführung der linksventrikulären Hypertrophie sowie die Erhöhung der Koronarreserve zielen.

An dieser Stelle sei meinen Mitarbeitern Dr. U. Behr, Dr. R. Ketelhut und Dr. U. Tönnesmann, die mich stets wohlwollend unterstützt haben, ganz herzlich gedankt, besonders auch Frau E. Rütz für den unermüdlichen Einsatz bei der Vorbereitung und Durchführung der Untersuchungen und Frau A. Hoffmann für die umfangreiche Sekretariatsarbeit. Ein besonderer Dank gilt meiner geduldigen Frau Gaby und Herrn Dr. Wieczorek, Springer-Verlag, für die großzügige Unterstützung bei der Erstellung des Buches.

Todtmoos, im Mai 1991   I.-W. Franz

Inhaltsverzeichnis

1 Diagnostik des Hochdruckherzens

1.1 Einleitung

Aufgrund der großen prognostischen Bedeutung ist eine rechtzeitige und exakte Erfassung der linksventrikulären Hypertrophie Hochdruckkranker von großer klinischer Bedeutung. In einer knappen Übersicht stellt die Tabelle 1 die diagnostischen Möglichkeiten zur Beurteilung einer Linksherzhypertrophie Hochdruckkranker dar, wobei allerdings den verschiedenen Untersuchungsverfahren eine deutlich unterschiedliche Wertigkeit zukommt. Nach Einführung der Echokardiographie wurde schnell erkannt, daß eine frühzeitige und exakte Beurteilung einer linksventrikulären Hypertrophie mit Hilfe des Elektrokardiogramms bzw. des Röntgenthoraxbildes nur sehr eingeschränkt möglich war. Nach Untersuchungen von Levy et al. [134] und Savage et al. [199] haben nur 10% der Patienten mit einer echokardiographisch nachgewiesenen linksventrikulären Hypertrophie auch diesbezügliche richtungsweisende EKG-Kriterien. Auf der anderen Seite wiesen mehr als 40%, die im EKG Hinweise für eine linksventrikuläre Hypertrophie zeigten, einen normalen echokardiographisch bestimmten linksventrikulären Muskelmassenindex auf. Somit ist es nicht überraschend, daß die mit Hilfe der Echokardiographie erhobenen Daten eine weitaus größere Praevalenz der linksventrikulären Hypertrophie bei Hypertonikern im Vergleich zu den Elektrokardiographie-Kriterien ergab [134]. Die gleichen Einschränkungen sind auch für die Röntgenthoraxaufnahme gültig. In der Untersuchung von Savage et al. [199] an 234 asymptomatischen Patienten mit milder Hypertonie ließ sich bei 61% echokardiographisch eine Linksherzhypertrophie nachweisen, wogegen weniger als 10% eine pathologisch veränderte Röntgenthoraxaufnahme zeigten. Dieses Ergebnis ist nicht überraschend, da die röntgenologische Diagnostik des Hochdruckherzens ja eine Konfigurationsänderung voraussetzt, was in der Regel allerdings erst in einem späten Stadium der Hypertonie nachweisbar wird.

Bis zur Einführung der Echokardiographie galt die Ventrikulographie im Rahmen der Herzkatheterisierung als goldener Standard zur Bestimmung der ventrikulären Masse und der Masse Volumenrelation und der ventrikulären Wanddicken. Weitere diagnostische Verfahren wie die Computertomographie oder die Thallium-Szintigraphie sind aufgrund methodischer Einschränkungen nur begrenzt einsetzbar, wogegen bei der Kernspintomographie, die zwar eine exakte Bestimmung der linksventrikulären Hypertrophie möglich erscheinen läßt, doch im Vergleich zur Echokardiographie zu hohe Kosten entstehen dürften.

Tabelle 1. Diagnostische Möglichkeiten zur Beurteilung der Linksherzhypertrophie Hochdruckkranker

Methode	Wertigkeit
1. EKG: Sokolow-Lyon-Index: R in V_5 + S in V_1 > 3,5 mV zusätzlich: ST-Strecken- und P-Wellenveränderungen Lagetypänderungen	Geringer Aufwand, nur begrenzte Früherkennung möglich und geringe Sensivität und Spezifität. Wand- und Ventrikeldimension nicht bestimmbar
2. Röntgen-Thorax-Aufnahme: Abschätzung der Ventrikel- und Vorhofgrößen möglich. Beurteilung der Aortenkonfiguration	Ungeeignet zur Früherkennung, Wand- und Ventrikeldimension nicht bestimmbar
3. Echokardiographie: a) M-Mode-Echokardiographie unter zweidimensionaler Kontrolle Exakte Bestimmung der linksventrikulären Muskelmasse nach Devereux und Reichek $LVM = 1,04\,[(IVST + PWT + LVID_d)^3 - LVID_d{}^3]$ -13,6 = links-ventrikuläre Masse in g der relativen Wanddicke $RWT = 2 \times PWT / LVID_d$ und der Fractional Shortening Zusätzliche Vermessung des linken Vorhofs und der Aorta ascendens als typische Anpassungen an erhöhten Druck und LVH b) Zweidimensionale Echokardiographie Bestimmung der LVH aus dem 4-Kammer-Blick. Beurteilung der asymmetrischen Hypertrophie, der Kontraktilität, der regionalen Wandbewegungsstörung und der Verhältnisse zwischen Vorhof und Ventrikeldimensionen c) Dopplerechokardiographie Bestimmung des Strömungsprofils an der Mitralklappe zur Erkennung einer diastolischen Funktionsstörung	Sehr hohe Spezifität und Sensivität und gute Übereinstimmung mit autoptischen Daten. Befriedigende Reproduzierbarkeit. Zur Bestimmung der LVM mit weltweiter Verbreitung (n. Devereux u. Reichek) Exakte Bestimmung der Wand- und Ventrikeldimension und Aussage über Kontraktilitätsverhalten und diastolische Funktionsstörung. Kostengünstig und in der Regel nicht zeitaufwendig; allerdings wegen Luftüberlagerung nicht bei allen Patienten durchführbar
4. Ventrikulographie im Rahmen der Herzkatheterisierung Quantitative Bestimmung der ventrikulären Masse, der Masse Volumenrelation und der ventrikulären Wanddicken	Gute Analyse der Ventrikelmasse, Volumina und der Wandbewegungen. Jedoch hohe Kosten und Strahlenbelastung
5. Weitere diagnostische Verfahren (noch nicht etabliert) a) Kernspintomographie Bestimmung der Muskelmasse und Beurteilung der Dimension b) Computertomographie Abschätzung der Muskelmasse und Beurteilung geometrischer Veränderungen c) Thalliumszintigraphie Grobe Abschätzung der Muskelmasse	Exakte Bestimmung der LVH möglich und keine Strahlenbelastung, aber hohe Kosten und lange Untersuchungsdauer Keine exakte quantitative Aussage. Kontrastmittel zur befriedigenden Darstellung des LV notwendig. Strahlenbelastung Aufgrund der Streustrahlung keine exakte Abgrenzung der Ventrikelwand gegen das Cavum

Als nichtinvasives Standardverfahren hat sich die echokardiographische Bestimmung der linksventrikulären Muskelmasse weltweit durchgesetzt.

1.2 Echokardiographie zur Diagnostik des Hochdruckherzens

1.2.1 M-Mode-Echokardiographie zur Bestimmung der Wanddicken, der Herzhöhlen und der linksventrikulären Muskelmasse

Die M-Mode-Echokardiographie erlaubt unter 2-dimensionaler Kontrolle nicht nur eine exakte Bestimmung der linksventrikulären Muskelmasse, sondern auch eine Beurteilung der systolischen und diastolischen Funktion und des Klappenapparates in einem Untersuchungsgang.

Neben der hohen Spezifität und Sensitivität der Echokardiographie zur Bestimmung der LVM und der guten Übereinstimmung mit autoptischen Daten ist die Untersuchung kostengünstig und in der Regel nicht zeitaufwendig, allerdings liefert sie nicht bei allen Patienten qualitativ auswertbare Echokardiogramme. In der 1990 publizierten Framingham-Herzstudie [135] wurden 1 769 Männer und 1 304 Frauen echokardiographiert. Nur bei 666 Männern (20,7%) und bei 487 Frauen (21,1%) waren keine auswertbaren Echokardiogramme zur Ermittlung der linksventrikulären Muskelmasse erhältlich. Diese Ergebnisse dürften auch für einen geübten Untersucher in der Bundesrepublik Deutschland repräsentativ sein. Zur Bestimmung der linksventrikulären Muskelmasse aus dem M-Mode-Echokardiogramm hat sich das Verfahren von Devereux et al. [32, 35, 36] weltweit durchgesetzt. Dazu wird unter 2-dimensionaler Kontrolle in der langen oder kurzen Achse (Abb. 1) ein M-Mode-Echokardiogramm erstellt und hieraus die Wanddicken des Septums (IVST) der Hinterwand (PWT) sowie die enddiastolische Dimension des linken Ventrikels ($LVID_d$) ermittelt (Abb. 2). Diese Daten werden dann in die von Devereux et al. angegebene Formel LVM = 1,04 [(IVST + PWT + $LVID_d)^3$ − $LVID_d{}^3$] − 13,6 g eingesetzt und somit die linksventrikuläre Muskelmasse (LVM) errechnet. Um die diagnostische Trennschärfe zu erhöhen, wird die linksventrikuläre Muskelmasse in Relation zum Körpergewicht und zur Körpergröße gesetzt und durch die Körperoberfläche geteilt. Auf diesem Wege erhält man den linksventrikulären Muskelmassenindex (LVMI). Bei Verwendung dieser Formel ist es jedoch nötig, die Septum- und Hinterwanddicken sowie die enddiastolische Dimension des linken Ventrikels nach der Penn-Convention zu bestimmen, d. h. bei der Bestimmung des Septums und der Hinterwand das Endokard nicht miteinzubeziehen. Die meisten Echokardiographieuntersucher verwenden jedoch zur Bestimmung der Wanddicken die von der American Society of Echocardiography (ASE) vorgeschlagene „Leading-Edge"-Methode [195] (beim Septum wird das schallkopfnahe Endokard mitgemessen, ebenso bei der Hinterwand). Setzt man jedoch diese Wanddicken in die vorher beschriebene Formel, dann wird die anatomische linksventrikuläre Masse systematisch um ca. 20% überschätzt. Die-

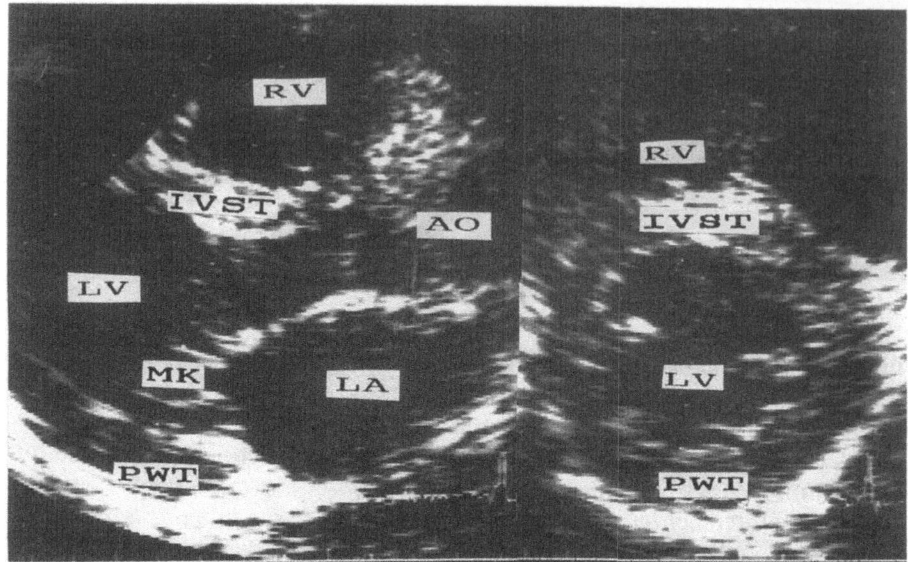

Abb. 1. Die mittels der 2-dimensionalen Echokardiographie einstellbaren Achsen (links lange Achse, rechts kurze Achse) zur Bestimmung der Wanddicken des Septums (IVST) und der Hinterwand (PWT) sowie der Dimensionen des linken Ventrikels (LV) und rechten Ventrikels (RV). Weitere Abkürzungen: AO = Aorta, MK = Mitralklappe, LA = linker Vorhof

ser Fehler kann jedoch korrigiert werden, indem eine leicht abgewandelte Formel Verwendung findet. Danach errechnet sich die linksventrikuläre Muskelmasse wie folgt: $LVM_{ASE} = 0,8 [1,04 (IVST + PWT + LVID_d)^3 - (LVID_d)^3] + 0,6$ g. Unter Verwendung der notwendigen Sorgfalt und der vorhandenen Erfahrung korreliert der echokardiographisch bestimmte LVMI signifikant mit der autoptisch bestimmten linksventrikulären Muskelmasse [36] und der Angiographie [238] und stellt eine gut reproduzierbare Größe dar. Nach Untersuchungen von Tarazi et al. [229] lassen sich die Septum- und Hinterwanddicken und die linksventrikulären Muskelmassenindeces anläßlich dreier Messungen mit einer Variation von weniger als 5% bestimmen und dieses im Verlaufe von 6 Monaten.

So war die Bestimmung des LVMI bei Freiwilligen mit $75 \pm 2,5$, $77 \pm 2,1$ und 78 ± 3 g/m² nicht signifikant unterschiedlich im Verlauf der 6 Monate bei einem Variationsquotient von 3,6%. Auch Schlant et al. [158] berichteten über die gute Korrelation wiederholter Messungen des LVMI durch denselben Untersucher.

Für die exakte Bestimmung und die Reproduzierbarkeit der Ergebnisse kommt der 2-dimensionalen Kontrolle des M-Mode-Bildes eine besondere Bedeutung zu. Zum einen muß auf eine exakte Einstellung einer langen Achse geachtet werden und somit eine senkrechte Anlotung des Septums und der Hinterwand gewährleistet sein (Abb. 2). Zum anderen muß auf eine falsch dik-

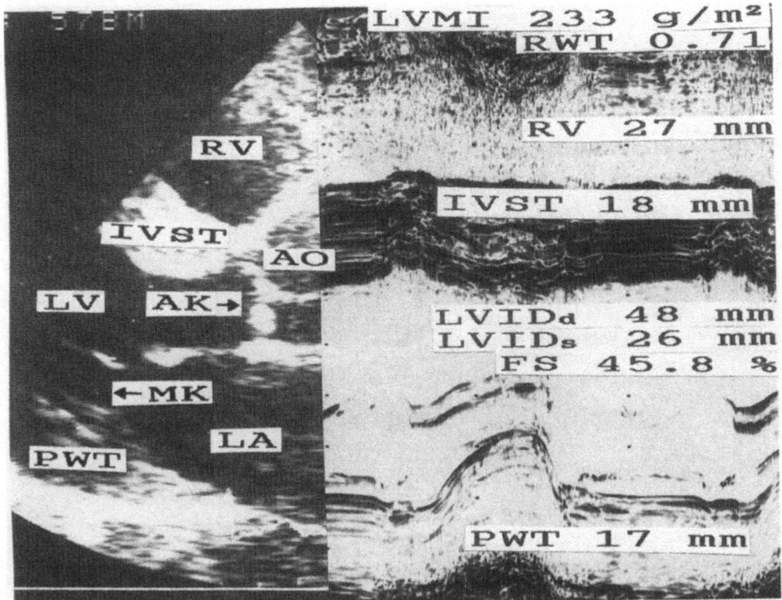

Abb. 2. 2-dimensionales Bild in der langen Achse (links) und das M-Mode-Bild (rechts) eines 50jährigen Patienten mit länger bestehender arterieller Hypertonie mit deutlicher Verdickung des Septums und der Hinterwand, aber noch normal großer enddiastolischer Dimension des LV (LVID$_d$) bei normaler endsystolischer Dimension (LVID$_s$) und hochnormaler Fractional Shortening (FS) als Maß für die myokardiale Kontraktilität. Ausgeprägt gestört ist auch relative Wanddicke (RWT) bei deutlich erhöhtem linksventrikulären Muskelmassenindex von 233 g/m^2 (LVMI)

ke Messung des Septums und der Hinterwand (s. 1.2.2) geachtet werden. Auch in der Routine sollten mehrere Herzzyklen zur Auswertung herangezogen werden, wobei sich die kontinuierliche Registrierung mit Hilfe eines Dry-Silver-Schreibers (Abb. 3) nicht nur wegen der besseren Konturenschärfe, sondern eben auch wegen der kontinuierlichen Registrierung im Gegensatz zu einem Videoprinter (kopiert nur das festgehaltene Standbild) vorzuziehen ist.

Wie bereits erwähnt, kann das M-Mode-Echokardiogramm auch aus der kurzen Achse (Abb. 4–6) gewonnen werden. Dieser Zugang sollte routinemäßig aber nur dann Verwendung finden, wenn keine exakte Einstellung einer langen Achse möglich ist. In der Regel ist eine exakte Einstellung der langen Achse leichter als die Einstellung einer kurzen Achse, was besonders auch für die Bestimmung der enddiastolischen Dimension des linken Ventrikels gilt. Auf der anderen Seite zeigt die Abb. 5, daß bei guter Registrierbarkeit sowohl die Wanddicken als auch die Dimensionen des linken Ventrikels, bestimmt aus den beiden unterschiedlichen Schnittebenen, ohne Unterschiede erfolgen kann. Es wird jedoch immer wieder Patienten geben, bei denen von parasternal weder eine lange noch eine kurze Achse eingestellt werden kann. Häufig gelingt jedoch bei diesen Patienten eine gute Darstellung des linken Ventrikels

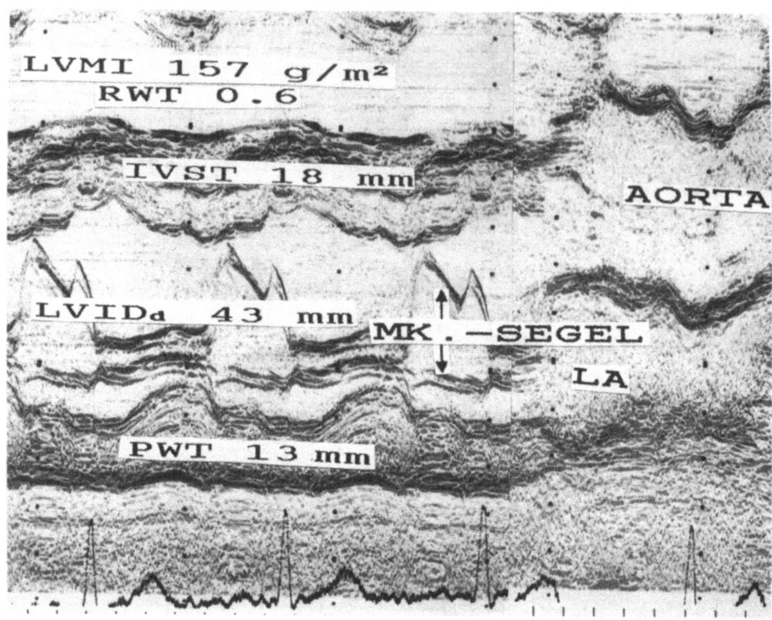

Abb. 3. M-Mode-Bild bei einem Patienten mit LVH, aufgezeichnet mit Hilfe eines Dry-silver-Schreibers mit einem Schnitt durch den rechten und linken Ventrikel auf Höhe der Mitralklappensegel (ersten drei Aktionen und dann erfolgendem Schnitt durch die Aorta und den linken Vorhof)

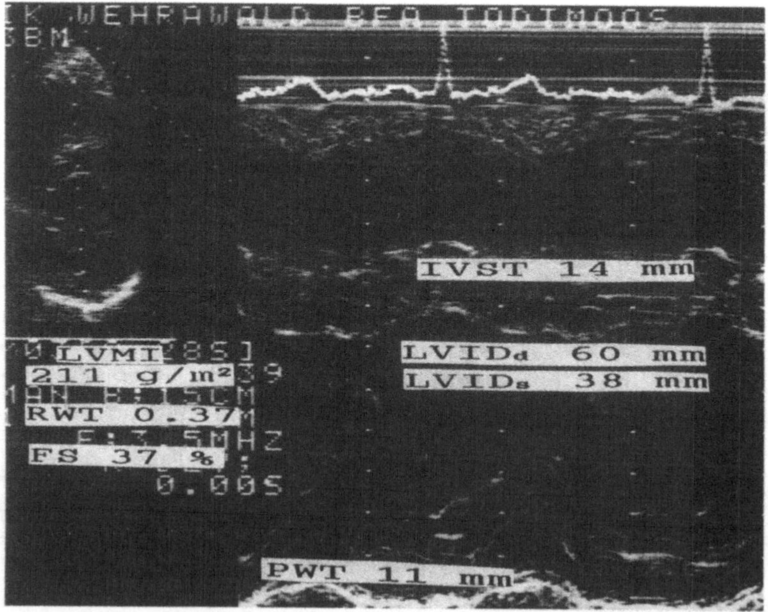

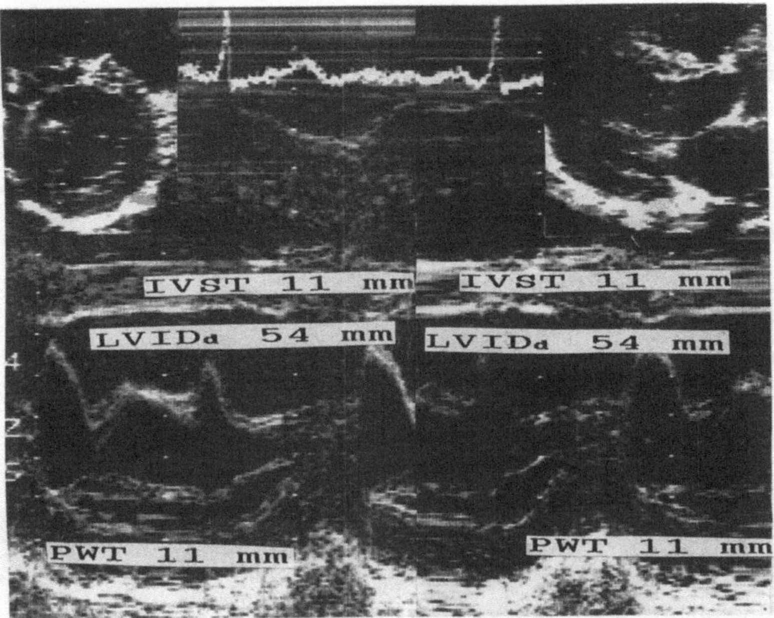

Abb. 5. Ermittlung eines M-Modes (unten) mit Hilfe der kurzen Achse (linke Bildhälfte) bzw. der langen Achse (rechte Bildhälfte) bei ein und demselben Patienten. Dabei ergibt sich eine gute Übereinstimmung der Wanddicken und der enddiastolischen Dimension des linken Ventrikels

im RAO-Equivalent von apikal. Die Abb. 6 und 7 zeigen, daß zumindest eine grobe Abschätzung der Wanddicken und der enddiastolischen Dimension aus dem RAO-Equivalent (Abb. 6, 7) möglich ist. Wie bereits erwähnt, sollte jedoch möglichst eine exakte lange Achse eingestellt werden, zumal auch aus dieser Ebene die Dimension der Aortenwurzel und des linken Vorhofs einer exakten Messung zugängig sind (Abb. 3) und diese Dimensionen auch schon im frühen Stadium der Hypertonie vergrößert sein können [128].

Nach Durchsicht der Literatur scheint der obere Grenzwert für den LVMI noch nicht exakt definiert zu sein. Je nach Auswahl der bisher insgesamt viel zu kleinen Untersuchungskollektive ergeben sich nicht nur unterschiedliche Mittelwerte (von 80–87 g/m^2), sondern vor allen Dingen auch unterschiedliche Streuungen (von ± 6 bis ± 26 g/m^2), die dann den oberen Grenzwert deutlich beeinflussen. Definiert man diesen als Mittelwert plus 2fache Standardabweichung, so ergibt sich nach Untersuchungen von Dunn et al. [46] ein Wert von 99 g/m^2 (87$\pm$6), nach Ren et al. [189] ein Wert von 100 g/m^2 (80$\pm$10),

Abb. 4. Aufzeichnung eines M-Mode-Bildes zur Ermittlung der Wanddicken und Dimensionen des linken und rechten Ventrikels mit Hilfe der kurzen Achse (links oben) bei einem Patienten mit ausgeprägt erhöhtem LVMI und bereits erweiterter enddiastolischer Dimension des Ventrikels, aber noch ausreichender Kontraktilität

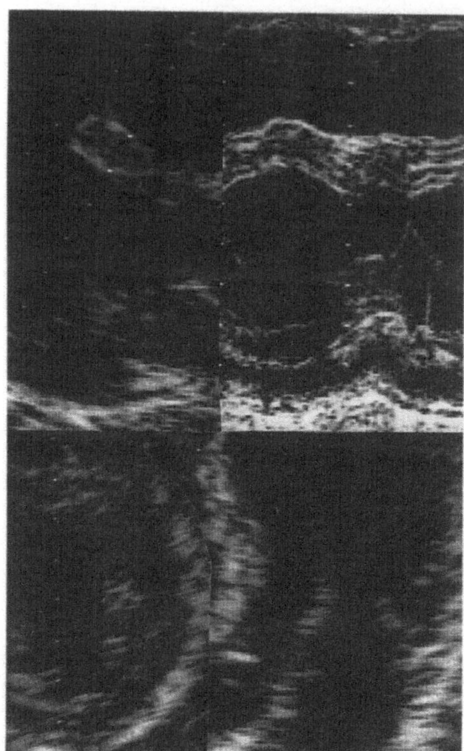

Abb. 6 zeigt oben die Ermittlung des
M-Mode-Bildes mit Hilfe der langen
Achse und unten die entsprechende
kurze Achse (links unten) und
verdeutlicht, daß auch aus dem
RAO-Equivalent (rechts unten)
ebenfalls eine Abschätzung der
Wanddicken und der enddiastolischen
Dimension möglich ist

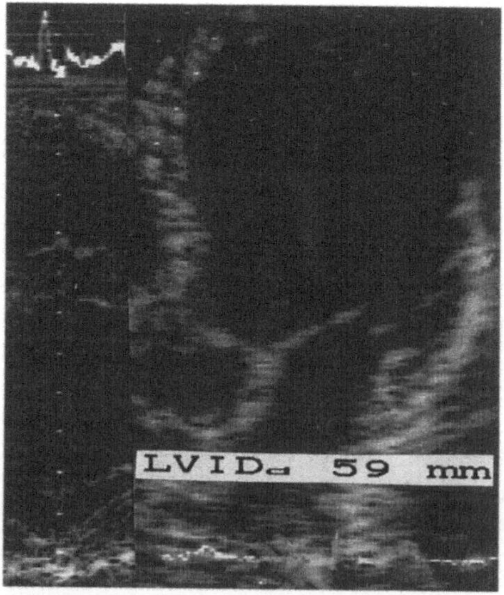

Abb. 7. M-Mode-Bild in der langen
Achse (links) und entsprechendes
RAO-Equivalent bei apikaler
Anschallung

Tabelle 2. Normalbereiche ($\bar{x} \pm s$) nach Dunn et al. und Devereux et al. für den linksventrikulären Muskelmassenindex (LVMI) sowie die Septum- (IVST) und Hinterwand-(PWT)-dicken und die enddiastolischen Dimension ($LVID_d$)

	Dunn et al.	Devereux et al.	
	$n = 48 \, \male$, 33 J.	$n = 78 \, \male$, 44 J.	$n = 55 \, \female$
LVMI g/m²	87 ± 6	84 ± 23	68 ± 21
IVST (mm)	8 ± 1	9,5 ± 1,7	8,1 ± 1,5
PWT (mm)	8 ± 1	8,4 ± 1,9	7,4 ± 1,4
$LVID_d$ (mm)	49 ± 1	49 ± 5	47 ± 4

nach Umali et al. [239] 107 g/m² (84,8 ± 11,3) sowie aus der Arbeitsgruppe von Devereux [92] ein Wert von 130 g/m² (84 ± 22,7) (Tabelle 2).

Der von uns früher aufgrund fehlender Normalwerte willkürlich gewählte obere Grenzwert von 95 g/m² entsprach einer damaligen Empfehlung von Devereux et al. (33; $\bar{x}$ + 1 s) und den Daten von Abi Samra et al. [1], von Dunn et al. [46] und Ren et al. [189], ist aber wohl eher zu niedrig angesetzt. Der jetzt von der Arbeitsgruppe um Devereux et al. vorgeschlagene Grenzwert und der von Savage et al. [199] für die Auswertung der Framingham-Daten gewählte Grenzwert von >131 g/m² für Männer und >100 g/m² für Frauen scheint jedoch wesentlich zu hoch zu sein. Hierdurch besteht die Gefahr einer hohen Anzahl falsch negativer Befunde. Hierfür sprechen auch die Untersuchungen von Laufer et al. [128], der über eine große Überlappung der Werte des LVMI bei Normotonikern und Patienten mit milder Hypertonie berichtete. Ursächlich für die große Streuung des linksventrikulären Muskelmassenindex dürften verschiedene Faktoren sein. So beinhaltet die Klassifizierung der normotensiven Kollektive nur aufgrund des Gelegenheitsblutdruckes die Gefahr in sich, milde Hypertoniker falsch zu klassifizieren. Darüber hinaus muß die körperliche Aktivität im Sinne von Ausdauertraining oder schwerer körperlicher Arbeit, aber auch die überproportionale Zunahme der enddiastolischen Dimension des LV bei starkem Übergewicht mitberücksichtigt werden, weil es hierdurch ebenfalls zur Anhebung des linksventrikulären Muskelmassenindex kommt [73, 82, 220]. Als weiterer Faktor ist das Alter [133, 153] anzusehen, das bei der Festlegung eines oberen Grenzwertes unbedingt berücksichtigt werden muß.

Nach den eigenen Erfahrungen ist zur Trennung von pathologisch erhöhtem und normalen linksventrikulären Muskelmassenindex von einem oberen Grenzwert für Männer von 105–110 g/m² und für Frauen von 90–95 g/m² bis zu einem Alter von 60 Jahren auszugehen. Wenn im Einzelfall Zweifel bei der Einschätzung der linksventrikulären Muskelmasse Hochdruckkranker bestehen, so sollten andere Kriterien herangezogen werden, die das Vorliegen einer durch Hochdruck induzierten linksventrikulären Muskelmassenzunahme wahrscheinlich erscheinen lassen. Dieses wäre eine gestörte Wanddicken-

Volumenrelation (RWT↑), das Vorhandensein einer diastolischen Funktionsstörung (verändertes Strömungsprofil an der Mitralklappe bei der Dopplerechokardiographie), eine erweiterte diastolische Dimension des linken Ventrikels bei grenzwertiger Wanddicke ohne den anamnestischen Hinweis einer sportlichen Aktivität (rechter Ventrikel nicht erweitert) sowie ein vergrößerter linker Vorhof (1.2.3).

Über die Bestimmung der linksventrikulären Muskelmasse hinaus ermöglicht die Echokardiographie die für die Stadieneinteilung des Hochdruckherzens notwendige Beantwortung wichtiger Fragen. Ist das linksventrikuläre Cavum bereits dilatiert (Abb. 21, 35, 36, 43) und wie ist die Relation aus Wanddicke zur enddiastolischen Dimension des LV? Zur Beurteilung letzteren wurde von Devereux et al. [35] die Bestimmung der relativen Wanddicke nach der Formel $2 \times PWT/LVID_d$ vorgeschlagen, was sich nach eigenen Erfahrungen zur Einschätzung des Hochdruckherzens sehr bewährt hat. Vor Eintritt einer Dilatation des LV ist bei Hochdruckkranken mit linksventrikulärer Hypertrophie die relative Wanddicke stets erhöht (Normalwert für RWT = $<0,35$) und erleichtert somit auch die Abgrenzung gegen das sportinduzierte Ausdauerherz (Abb. 38).

Die alleinige Beurteilung einer Linksherzhypertrophie anhand der Septum- und Hinterwanddicken ist nicht zulässig, da diese im Stadium der Dilatation regelhaft abnehmen und hierdurch selbst ausgeprägte linksventrikuläre Hypertrophien falsch eingeschätzt werden (Abb. 21, 35, 36, 43).

Für die Stadieneinteilung des Hochdruckherzens und für die prognostische Aussage spielt selbstverständlich die Kontraktilität eine besondere Bedeutung. Nach Vorschlag von Devereux et al. [35] läßt sich die systolische Funktion anhand der Bestimmung der Fractional shortening zuverlässig beurteilen. Diese errechnet sich nach der Formel FS in % = ($LVID_d$ − $LVID_s$)/$LVID_d$ × 100. Wenn keine regionale Wandbewegungsstörung vorliegt, so korreliert die Fractional shortening gut mit der angiographisch bestimmten Ejektionsfraktion [37].

1.2.2 Fehlerquellen der M-Mode-Echokardiographie

Eine exakte Bestimmung der linksventrikulären Muskelmasse ist nur dann möglich, wenn Fehlmessungen, vor allen Dingen der Wanddicken, vermieden werden.

Am wenigsten verfänglich dürfte die falsche Dickenmessung des Septums und der Hinterwand (Abb. 8) sein, die durch eine frühzeitige Kontraktion des linken Ventrikels (Extrasystole) zustandekommt. In einem solchen Fall dürfen natürlich auf Höhe der Q-Zacke die Septum- und Hinterwanddicken nicht gemessen werden.

Schwieriger ist es jedoch, die Falschmessung der Septumdicke zu vermeiden, die durch mitschwingende Sehnenfäden bzw. verdicktes Trabekelwerk vorgetäuscht wird (Abb. 9). Ist das dazugehörende M-Mode-Bild exakt ableitbar, so dürften (Abb. 10) sich keine Probleme ergeben. Ist jedoch das M-

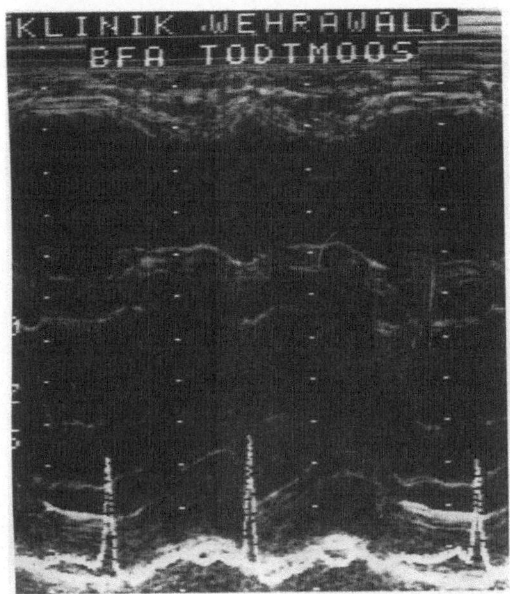

Abb. 8 zeigt das M-Mode-Bild, gewonnen aus der langen Achse und die veränderte Wanddicke des Septums und der Hinterwand durch eine frühzeitig hervorgerufene Kontraktion durch eine VES (zweiter Kammerkomplex)

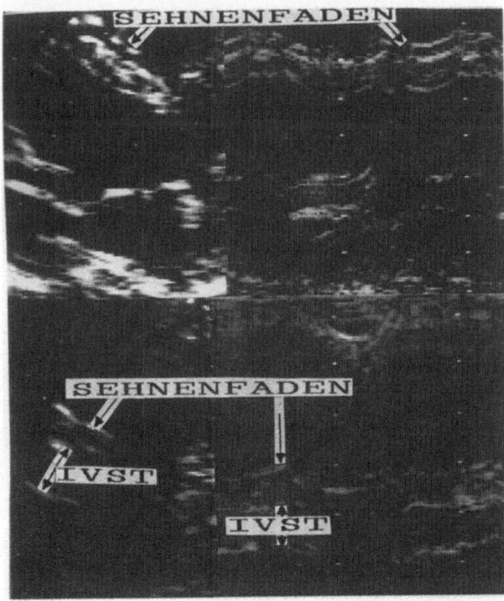

Abb. 9 zeigt oben links in der langen Achse einen mitschwingenden Sehnenfaden, der im M-Mode-Bild (oben rechts) die tatsächliche Dicke des Septums von 8 mm fälschlich als 11 mm erscheinen läßt. Unten, von einem anderen Patienten, in der Vergrößerung dargestellt das Septum (links) und das zugehörende M-Mode-Bild mit einer fälschlichen Septumdicke von 15 mm bei tatsächlicher Dicke von 8,5 mm

Mode-Bild, wie in Abb. 11 luftüberlagert, so kann schnell eine erhebliche Fehleinschätzung der Septumdicke resultieren, wenn das 2-dimensionale Bild nicht berücksichtigt wird. Das Kammerseptum kann aber nicht nur durch mitschwingende Sehnenfäden im rechten, sondern auch im linken Ventrikel fälschlich dick erscheinen (Abb. 12, 13). Eine Abgrenzung vom Endokard ge-

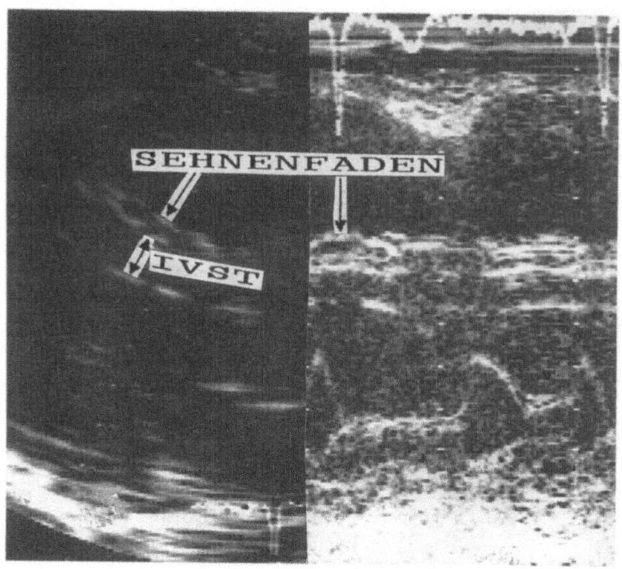

Abb. 10 zeigt, wie wichtig gerade bei luftüberlagertem und technisch schlechtem M-Mode-Bild die stetige Kontrolle des aufgezeichneten Bildes in der 2-dimensionalen Echokardiographie (linkes Bild) ist, um falsche Dickenmessungen zu vermeiden

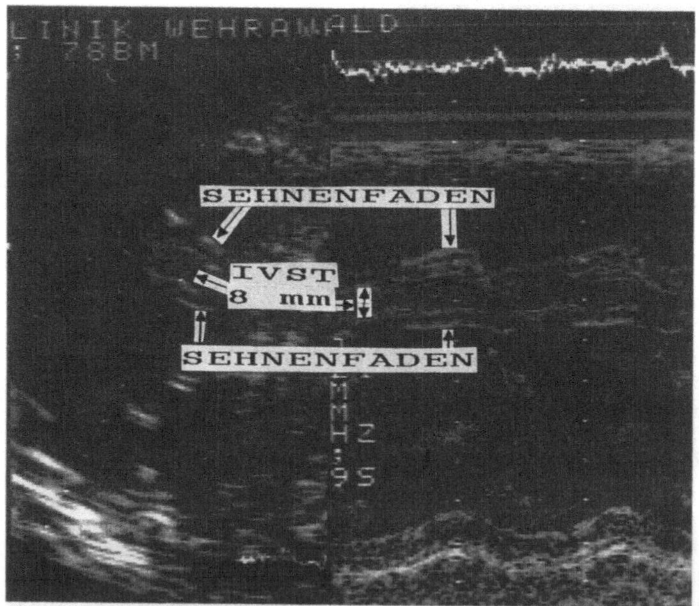

Abb. 11 zeigt, daß das Septum nicht nur durch Sehnenfäden im Bereich des rechten, sondern im linken Ventrikel fälschlich dick gemessen werden kann

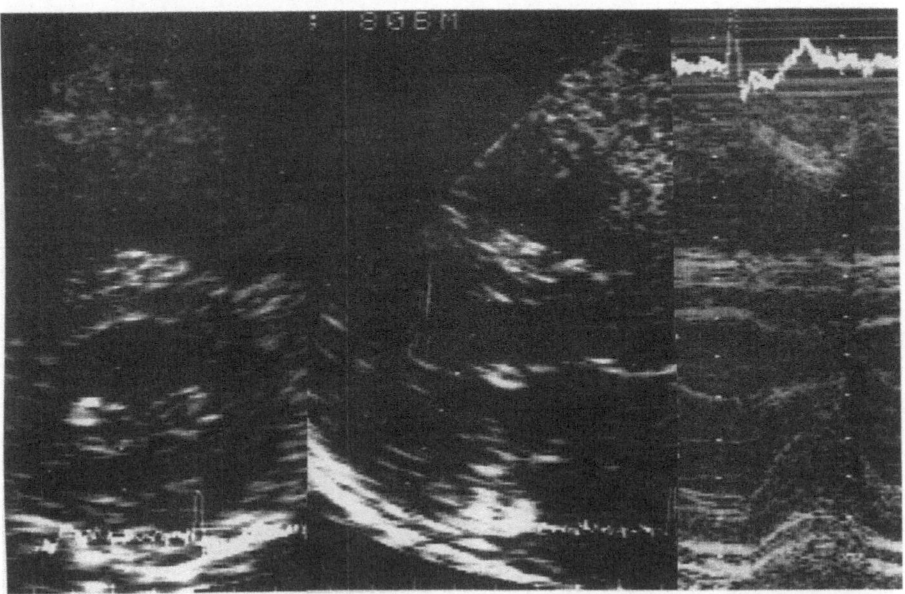

Abb. 12. Bei Rechtsherzbelastung findet sich häufig eine starke Trabekularisierung im Bereich des rechten Ventrikels, was zu deutlichen Fehlmessungen des Septums im M-Mode (rechts) führen kann. Im 2-D-Bild ist jedoch das Septum sowohl in der kurzen als auch in der langen Achse gut abgrenzbar

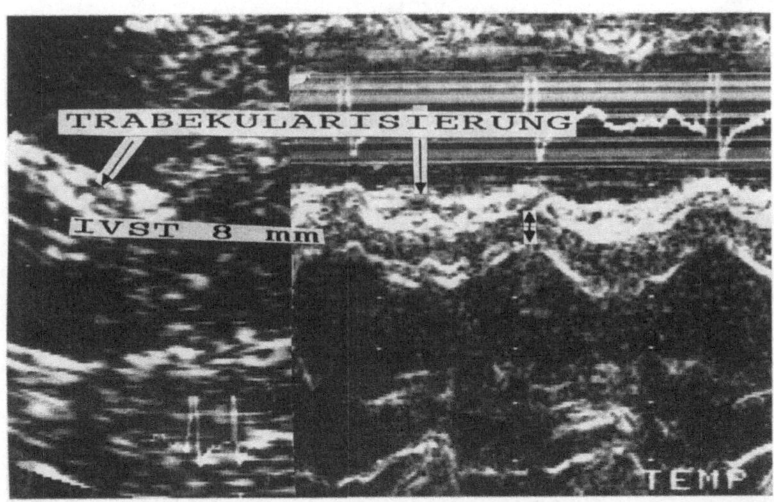

Abb. 13 und 14. Gefahr der Falschdickmessung des Septums durch Trabekularisierung des rechten Ventrikels, der bereits deutlich erweitert ist

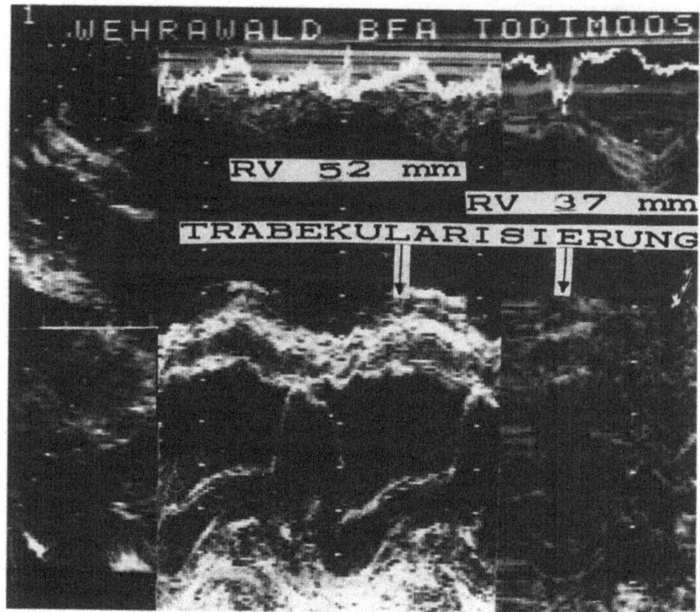

Abb. 14

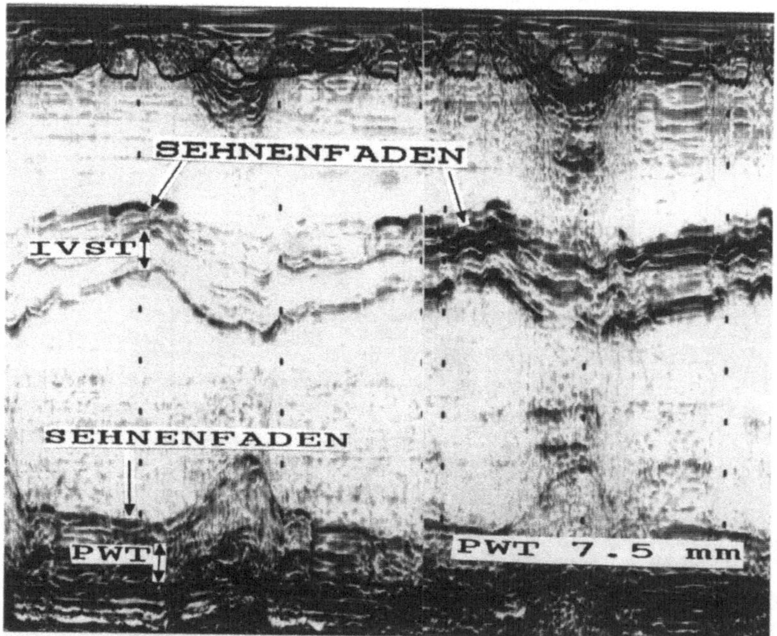

Abb. 15. Nicht nur das Septum kann durch mitschwingende Sehnenfäden falsch dick gemessen werden, sondern auch die Hinterwand, die im linken Bild deutlich verdickt erscheint (12 mm), aber in Wirklichkeit 7,5 mm dick ist. Fälschlich dickes Septum durch mitschwingende Sehnenfäden und Doppelechos, aufgezeichnet mit einem Dry-Silver-Schreiber

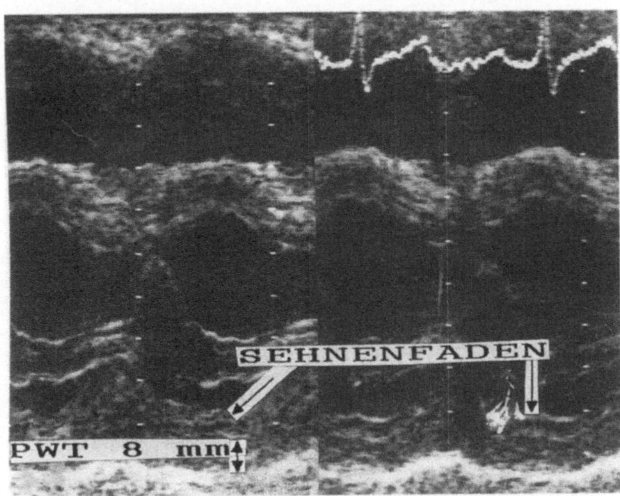

Abb. 16. Das linksseitige M-Mode-Bild zeigt eine fälschlich dicke Hinterwand von 13 mm Hg, die durch einen mitschwingenden Sehnenfaden bei nicht optimaler Registrierung vorgetäuscht wird. Die wahre Hinterwanddicke beträgt 8 mm (rechtes M-Mode-Bild)

lingt besonders dann leicht, wenn die mitschwingenden Strukturen nicht über den ganzen Herzzyklus (Abb. 12, 13) nachweisbar sind.

Bei Patienten mit beginnendem bzw. manifesten Cor pulmonale erscheint nicht selten ebenfalls das Septum aufgrund einer starken Trabekularisierung des rechten Ventrikels (Abb. 13, 14) verdickt. Bei guten Untersuchungsbedingungen (Abb. 14) wird die Fehleinschätzung leicht zu vermeiden sein. Ist aber, wie oft bei diesen Patienten, das M-Mode-Bild luftüberlagert (Abb. 13), wird eine Abgrenzung vom Endokard schwieriger.

Die Abb. 15, 16 und 17 zeigen, daß durch mitschwingende Sehnenfäden nicht nur das Septum, sondern manchmal auch die Hinterwand fälschlich dick erscheint und zusätzlich Doppelechos die Bestimmung der Wanddicken erschweren.

Zur Fehlbestimmung der linksventrikulären Muskelmasse durch Fehlmessung bzw. nicht repräsentative Messung der jeweiligen Wand kann es immer dann kommen, wenn regionale Wandbewegungsstörungen im Sinne eines Myokardinfarkts vorliegen, wie in Abb. 18 und 19 bei zwei Patienten mit Zustand nach Anteroseptalinfarkt. Zum einen ist es aufgrund der gestörten Pumpfunktion zu einer kompensatorischen Hypertrophie nur der Hinterwand (Abb. 18) und des proximalen Anteils der Vorderwand gekommen, bei sonst großer Vorderwandnarbe. Zusätzlich können die Wandstrukturen durch thrombotische Auflagerungen im Sinne eines Ventrikelthrombus (Abb. 19) falsch dick ausfallen. Auch auf dieser Abbildung fällt das hypertrophierte proximale Septum mit abruptem Übergang in eine dünne Wandstruktur im Sinne

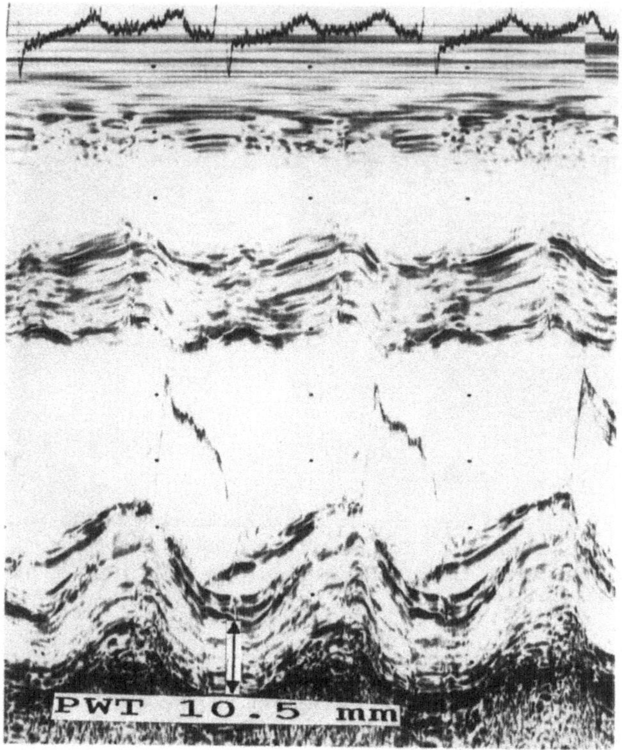

Abb. 17 zeigt auch die Gefahr einer falschen Dickenmessung der Hinterwand, die im zweiten und dritten Zyklus durch einen mitschwingenden Sehnenfaden und Doppelechos dick erscheint, was allerdings durch das M-Mode-Bild in dem ersten Zyklus aufgeklärt werden kann

einer Narbe auf. Da die von Devereux vorgeschlagene Formel zur Bestimmung der linksventrikulären Muskelmasse auf einer harmonischen Zunahme der Wanddicken und des Cavums basiert, ist bei solchen Patienten eine exakte Bestimmung der linksventrikulären Muskelmasse anhand dieser Formel nicht möglich (s. auch 1.3.1).

1.2.3 2-D-Echokardiographie

Im Rahmen der echokardiographischen Diagnostik des Hochdruckherzens kommt der 2-dimensionalen Echokardiographie neben der Überprüfung einer exakten Einstellung der langen bzw. der kurzen Achse eine weitere wichtige diagnostische Bedeutung zu. Die Abb. 20 zeigt den sogenannten 4-Kammer-Blick des Herzens, der eine gute Beurteilung der Größe des linken und rechten Ventrikels sowie des linken und rechten Vorhofs und vor allen Dingen deren Verhältnisse zueinander erlaubt. So erkennt man in der Abb. 21 (im Vergleich

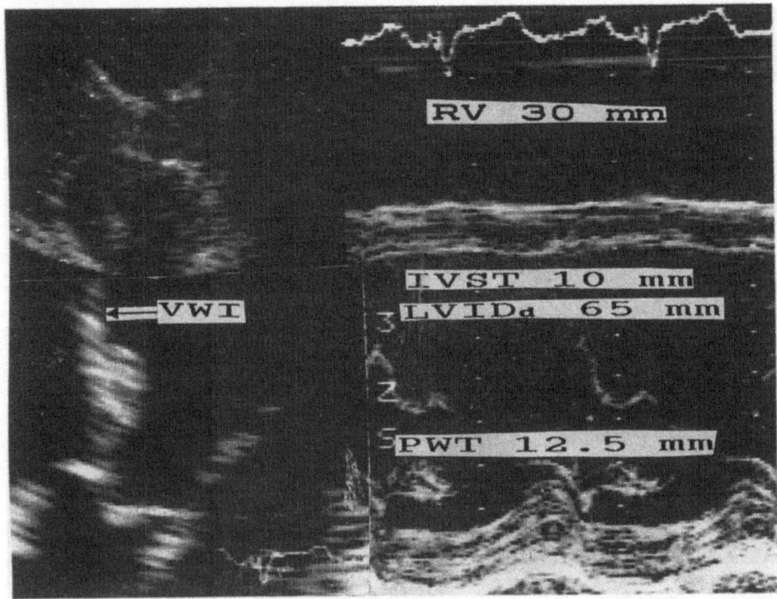

Abb. 18 zeigt das Bild eines Anteroseptalinfarktes mit deutlicher Markierung der Narbe im RAO-Equivalent (links unten). Bei erweitertem linken Ventrikel ist die Hinterwand kompensatorisch verdickt bei eingeschränkter Beweglichkeit des Septums. Auch der noch kontraktile Bereich der Vorderwand erscheint hypertrophiert. Unter diesen Bedingungen (s. auch Abb. 19) läßt sich keine exakte linksventrikuläre Muskelmasse nach Devereux ermitteln

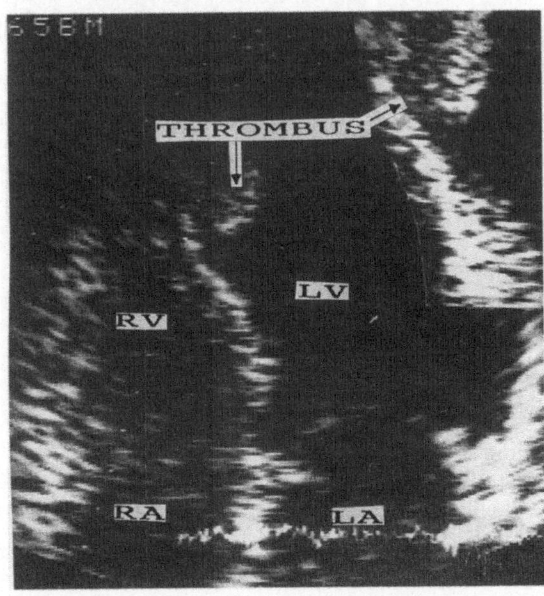

Abb. 19 zeigt das Bild eines Anteroseptalinfarktes mit Akinesie des Septums und Thrombusbildung (oben rechts vergrößert) im 4-Kammer-Blick. Es zeigt sich, daß je nach Ableitungsbedingung ein unterschiedlich dickes Septum gemessen werden kann

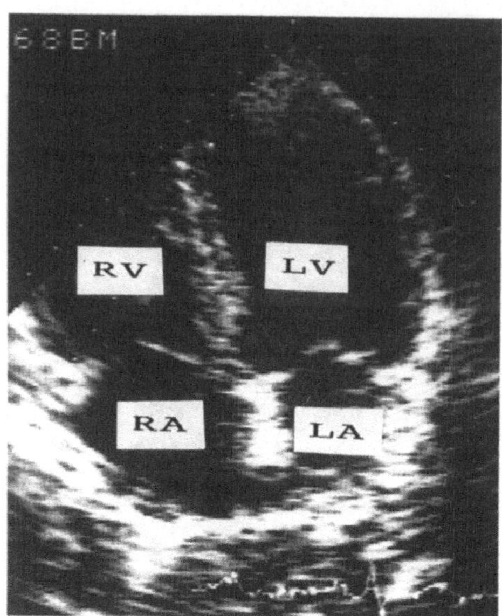

Abb. 20 zeigt den sogenannten
4-Kammer-Blick aus der apikalen
Anschallung (RV = rechter Ventrikel,
LV = linker Ventrikel, RA = rechter
Vorhof, LA = linker Vorhof)

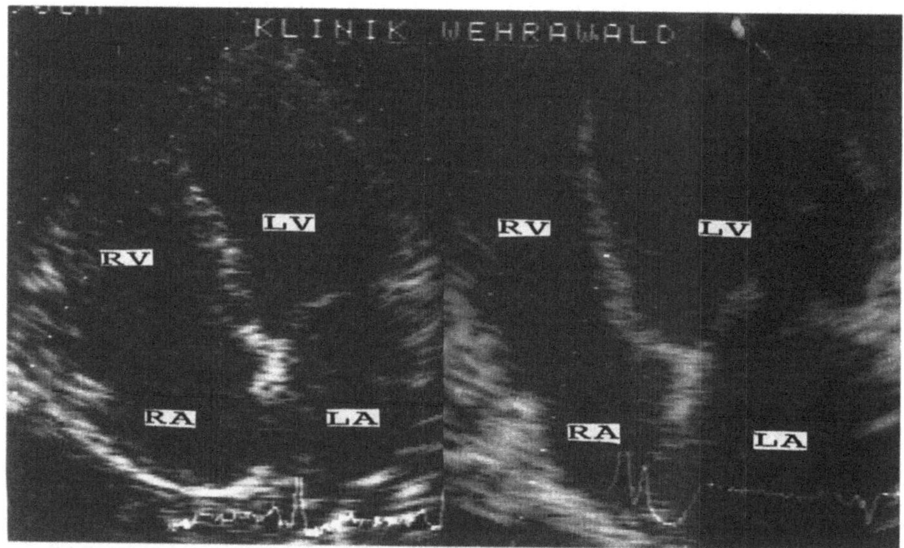

Abb. 21 zeigt das gestörte (sonst harmonische) Verhältnis zwischen Ventrikel- und Vorhofgrößen im sogenannten 4-Kammer-Blick. Links bei einem Patienten mit Cor pulmonale bei respiratorischer Insuffizienz und einem PAP_m von 40 mmg Hg bei deutlich erweitertem rechten Ventrikel sowie auch erweitertem rechten Vorhof. Rechts bei ausgedehntem Vorderwandinfarkt ein deutlich erweiterter linker Ventrikel mit konsekutiver Erweiterung des linken Vorhofs auf dem Boden einer relativen Mitralinsuffizienz

zur Abb. 20) einen deutlich erweiterten linken Ventrikel mit ebenfalls deutlich dilatiertem linken Vorhof (dilatiertes Hochdruckherz), wogegen auf der linken Seite der Abbildung ein deutlich vergrößerter rechter Ventrikel und rechter Vorhof bei einem Patienten mit Cor pulmonale zu erkennen ist. Gerade das Verhältnis von Ventrikel- und Vorhofgröße ist ein wichtiger Hinweis für die jeweilige haemodynamische Situation (relativ Mitral- bzw. Trikuspidal-Insuffizienz), die selbstverständlich durch eine dopplerechokardiographische Untersuchung zusätzlich verifiziert werden muß. Darüber hinaus erlaubt der 4-Kammer-Blick bzw. das RAO-Equivalent das Erkennen von regionalen Wandbewegungsstörungen im Sinne von Myokardinfarktnarben, was nicht nur von methodischer (bei der Bestimmung des LVMI), sondern auch von prognostischer Bedeutung ist. Des weiteren werden für die echokardiographische Differentialdiagnose [1, 3] wichtige Informationen über die Klappenfunktion der Aorten- und Mitralklappe und über Veränderungen des Aortenrohres gewonnen.

1.2.4 Dopplerechokardiographische Beurteilung, der linksventrikulären diastolischen Funktion

Zum besseren Verständnis der dopplerechokardiographisch ableitbaren Parameter zur Beschreibung der diastolischen linksventrikulären Funktion muß zunächst einmal kurz die Diastole in ihren vier Phasen, nämlich die isovolumetrische Relaxation, die frühe schnelle Füllungsphase, die Diastase und die Vorhofsystole, beschrieben werden. Während der isovolumetrischen Relaxationsphase (beginnend mit dem Aortenklappenschluß bis zur Öffnung der Mitralklappe) ist der Ventrikel als eine geschlossene Kammer, d. h. ohne wesentliche Volumenänderungen, anzusehen. Schon in der späten Systole beginnt die myokardiale Relaxation mit exponentiellem Druckabfall in der frühen diastolischen Füllungsphase und endet normalerweise mit der Diastole. Nach Mitralklappenöffnung fällt der linksventrikuläre Druck (infolge der Relaxation und der Compliance des Herzens) weiter ab und führt somit zu einem Druckgefälle zwischen linkem Vorhof und Ventrikel. Hierdurch kommt es zu einem raschen Bluteinstrom über die Mitralklappe, und in der Regel werden 60–80% des Schlagvolumens im ersten Drittel der Diastole in den linken Ventrikel gefördert. In dieser Phase werden Druck und Volumen verstärkt durch viskoelastische Effekte beeinflußt, wobei sich die Viskosität, ein Widerstand zur Füllung, proportional zur Füllungsrate verhält. Die frühe Füllung wird durch die Druckangleichung im linken Vorhof und im linken Ventrikel beendet, und während der Diastase fließt nur noch das aus der Lunge kommende Blut durch den Vorhof in den linken Ventrikel.

Die Vorhofkontraktion führt dann wieder zu einem verstärkten Bluteinstrom in den linken Ventrikel und bewirkt einen Anstieg des linksventrikulären enddiastolischen Drucks und Volumens, ohne daß es zu einer Steigerung des mittleren pulmonal-venösen Drucks kommt. Bei normaler und vor allen Dingen langsamer Herzfrequenz trägt die Vorhofkontraktion weniger als

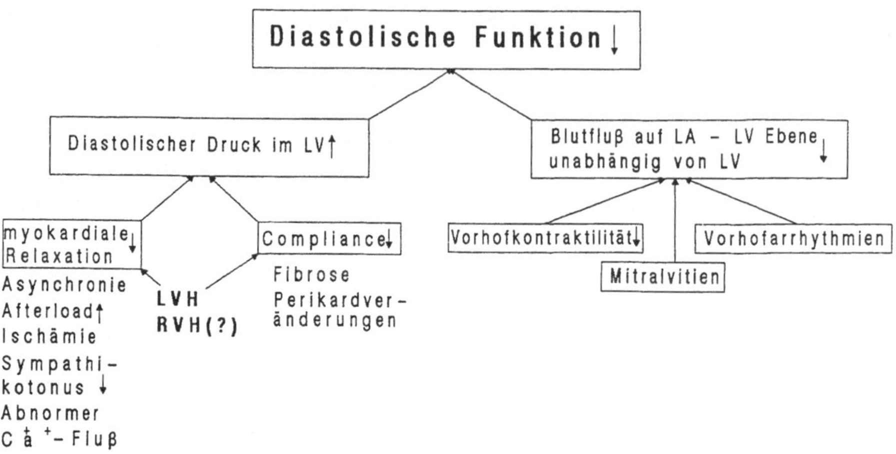

Abb. 22 zeigt die beeinflussenden Faktoren der diastolischen linksventrikulären Funktion

25% zur Füllung des linken Ventrikels bei. Steigt jedoch die Herzfrequenz z. B. unter körperlicher Belastung an, kommt es prinzipiell zu einer Verkürzung der gesamten Diastolendauer, und die Vorhofkontraktion wird dann im Sinne einer Verstärkerpumpe eingesetzt, um eine gegebenenfalls eingeschränkte frühdiastolische Füllung auszugleichen. Somit wird auch unter physiologischen Bedingungen die diastolische Funktion wesentlich durch die Höhe der Herzfrequenz mitbestimmt. Neben der Herzfrequenz haben weitere wichtige Determinanten für die diastolische Funktion eine wesentliche Bedeutung, die in diesem Zusammenhang im Detail nicht besprochen werden können und übersichtlich in Abb. 22 zusammengefaßt sind. Dabei wird die diastolische Funktion des linken Ventrikels in erster Linie von der myokardialen Relaxation und der passiven Kammersteifigkeit (Compliance) [141] bestimmt. Dabei sind verschiedene patho-physiologische Abläufe bekannt, die die myokardiale Relaxation und Compliance verändern. Um diese Parameter zu beurteilen, ist an sich eine simultane Messung von Druck und Volumina erforderlich, wie sie anläßlich einer Herzkatheterisierung gewonnen werden können. Deshalb war es von besonderer diagnostischer Wertigkeit, daß in den letzten Jahren als nichtinvasives Untersuchungsverfahren die Echokardiographie zur Beurteilung der diastolischen Ventrikelfunktion etabliert wurde. Zunächst wurde das M-Mode-Echokardiogramm zur Beurteilung der diastolischen linksventrikulären Funktion herangezogen. Mit Hilfe der aus dem M-Mode-Echokardiogramm des linken Ventrikels gewonnenen Diameterkurve und deren erste Ableitung nach der Zeit wurden diastolische Zeitintervalle und Diameteränderungen in Form von Absolutwerten, aber auch als relative Größen bestimmt. In den letzten Jahren hat sich jedoch die Dopplerechokardiographie zur Bestimmung der diastolischen Funktion durchgesetzt. Hierfür waren verschiedene Gründe verantwortlich. Zum einen fordert die M-Mode-

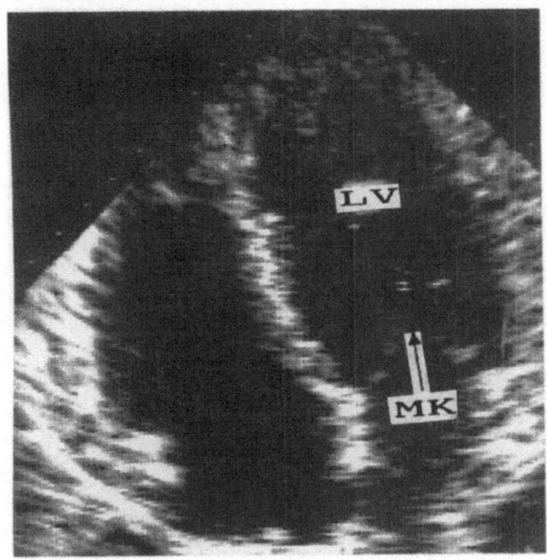

Abb. 23 zeigt die Positionierung des Meßvolumens (gepulstes Dopplerverfahren) zur Aufzeichnung der Blutflußgeschwindigkeit im Bereich der Mitralklappe (MK)

Echokardiographie eine rechnergestützte Auswertung, aber vor allen Dingen erwies sich die Dopplertechnik im Gegensatz zur M-Mode-Echokardiographie als sensitiver zum Nachweis einer Füllungsanomalie auch bei Hypertonikern ohne myokardiale Hypertrophie [179, 245]. Darüber hinaus zeigte sich eine bessere Korrelation zwischen angiographisch und nuklearventrikulographisch ermittelten Parametern und dopplerechokardiographisch gewonnenen Daten [168, 191].

Es ist wichtig, daß diese Untersuchungstechnik eine gute Reproduzierbarkeit [29] aufweist. Auch die Interobserver-Variabilität der dopplerechokardiographisch gewonnenen Daten ist nach Untersuchungen von Störk et al. gering [221].

Die Bestimmung dopplerechokardiographischer Parameter basiert auf der Analyse der aus dem apikalen 4-Kammer-Blick mit Hilfe des gepulsten Dopplerverfahrens aufgezeichneten Blutflußgeschwindigkeiten im Bereich der Mitralklappe (Abb. 23). Das Meßvolumen wird dabei in der Regel zentral zwischen den Mitralsegelspitzen (Abb. 23) positioniert, wobei zur Optimierung der Positionierung die Farbdopplerechokardiographie hilfreich sein kann. Die zu messenden Flußgeschwindigkeiten sind im Bereich der Mitralsegelspitze höher [16, 40, 77, 126] als in Höhe der Mitralebene oder im linken Vorhof. Das heißt, die absolut gemessenen Flußgeschwindigkeiten hängen von der Positionierung des Meßvolumens ab. Auch deshalb kommt besonders zur schnellen Orientierung dem Verhältnis von spät- zu frühdiastolischem Mitralfluß eine größere Bedeutung zu als den Absolutwerten.

Aufgrund der anfangs beschriebenen unterschiedlichen Phasen der Diastole lassen sich aus dem Dopplergeschwindigkeitsprofil des Mitraleinstroms eine frühdiastolische passive Maximalgeschwindigkeit (E-Welle) und eine spätdiastolische aktive, durch arteriale Kontraktion hervorgerufene Maximalgeschwindigkeit (A-Welle) darstellen (Abb. 24). Unter der Voraussetzung,

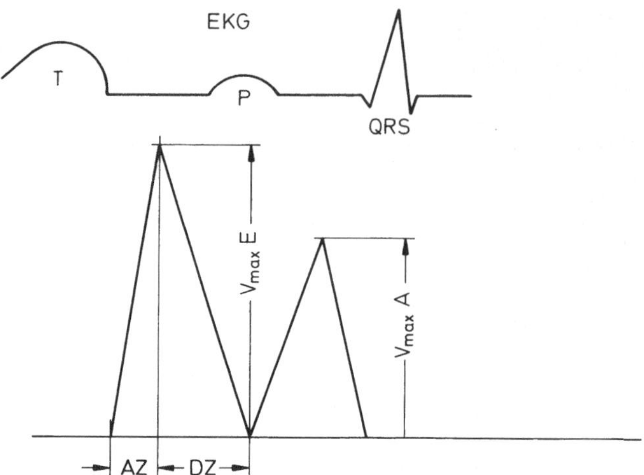

Abb. 24 zeigt eine schematische Darstellung der Blutflußgeschwindigkeit im Bereich der Mitralklappe, und zwar die frühdiastolische passive Maximalgeschwindigkeit (V_{max}E) und eine spätdiastolische aktive, durch arterielle Kontraktionen hervorgerufene Maximalgeschwindigkeit (V_{max}A) sowie die dazugehörige Akzellerationszeit (AZ) sowie der Geschwindigkeitsabfall im Anschluß an maximale diastolische Füllungsrate im Sinne der Dezellerationszeit (DZ)

daß Änderungen der durchströmten Fläche während der Diastole unberücksichtigt bleiben können, entsprechen die Geschwindigkeitsmaxima den maximalen frühdiastolischen und arterialen Flüssen. Um das Verhältnis von frühdiastolischer zu arterialer Füllung und frühdiastolischer oder arterialer Füllung zur Gesamtfüllung des linken Ventrikels zu beschreiben, werden die Verhältnisse E/A bzw. das Geschwindigkeits-/Zeit-Integral unter E (IntE) und A (IntA) berechnet. Die Akzellerationszeit (AZ) ist das Zeitintervall vom Beginn des Mitraleinstromes bis V_{max} E (Geschwindigkeitsanstieg während der frühdiastolischen Füllung), wogegen die Dezellerationszeit (DZ) den Geschwindigkeitsabfall im Anschluß an die maximale diastolische Füllungsrate charakterisiert. Zur Charakterisierung der Ventrikelrelaxation wurde die isovolumetrische Relaxationszeit als Zeitintervall vom ersten hochfrequenten Anteil des zweiten Herztons im Phonokardiogramm bis zum Beginn des frühdiastolischen Einstroms auf der Dopplerkurve definiert.

Nach Untersuchungen von Rokey et al. [191] besteht eine signifikante Korrelation zwischen den angiographisch ermittelten Parametern und der E-Welle und eine noch bessere Beziehung zum Verhältnis aus E-/A-Welle. Die Tabelle 3 enthält die Normalbereiche für die angesprochenen dopplerechokardiographischen Parameter, und zwar die von Little et al. [141] angegebenen eigenen Daten und die von ihm aus der Literatur zusammengestellten Normalbereiche. Aufgrund der bereits angesprochenen guten Korrelation zur Angiographie, aber auch zur Radionuklid-Ventrikulographie und vor allen Dingen unter dem Gesichtspunkt der Praktikabilität in der täglichen Routine hat sich

Tabelle 3. Normalbereiche ($\bar{x} \pm 2$ s) der dopplerechokardiographischen Parameter zur Beschreibung der diastolischen linksventrikulären Funktion, zusammengestellt aus der Literatur (141) und nach Little et al. (141)

	Normalbereich	
	Literatur (141)	Little et al. (141)
Frühdiastolische Maximalgeschwindig-keit E (cm/s)	28–128	53–105
Atriale Maximalgeschwindigkeit A (cm/s)	10–105	26– 70
Verhältnis von frühdiastolischer zu atrialer Maximalgeschwindigkeit E/A	0,3– 5,1	1,07–2,35
Dauer von E (ms)	100–287	168–280
Dauer von A (ms)	60–140	87–187
Akzelerationszeit (AZ) (ms)	41–120	44–108
Dezelerationszeit (DZ) (ms)	75–263	97–197
Isovolumetrische Relaxationszeit (A_2–D) (ms)	43–104	38– 90
Frühdiastolisches Geschwindigkeitszeit-Integral Int E (cm)	–	5,8–12,7
Atriales Geschwindigkeits-Zeit-Integral Int A (cm)	–	1,7– 5,1

zur Erkennung und Beschreibung einer diastolischen Funktionsstörung vor allen Dingen die Messung der E-Welle, A-Welle und ganz besonders das Verhältnis von frühdiastolischer zu arterieller Maximalgeschwindigkeit (E/A) am besten bewährt. Zur Besprechung weiterer dopplerechokardiographisch meßbarer bzw. berechenbarer Parameter sei auf die umfassenden Übersichten (Little et al. [141], Musholl et al. [168] verwiesen.

Im Verlauf der arteriellen Hypertonie kommt es schon frühzeitig aufgrund einer gestörten myokardialen Relaxation des linken Ventrikels und/oder Störung der Compliance zu einer typischen Veränderung des Flußprofils (Abb. 25, 26). Bei gestörter myokardialer Relaxation kommt es zu einem flacheren Abfall der linksventrikulären Drucke, was zu einer Erhöhung des linksventrikulären Drucks in der frühen Diastole führt. Dieses bedeutet eine Verminderung der artrio-ventrikulären Druckdifferenz zu diesem Zeitpunkt, so daß im Dopplerechokardiogramm eine Verminderung der frühdiastolischen Füllungsgeschwindigkeit (Abnahme der E-Welle) und konsekutiv durch die hieraus resultierende Vorlasterhöhung des linken Vorhofs in der späten Diastole eine Zunahme der arterialen Füllungsgeschwindigkeit (Anstieg der A-Welle) resultiert. Der aufgrund der gestörten Relaxation verzögerte linksventrikuläre Druckabfall erklärt auch den bei der Hypertonie nachweisbaren verlangsamten frühdiastolischen Geschwindigkeitsanstieg (Verlängerung der Akzellerationszeit bzw. der isovolumetrischen Relaxationszeit).

In der täglichen Praxis hat sich zur orientierenden Beurteilung der diastolischen Funktion vor allem die Heranziehung des E-/A-Quotienten bewährt. Dieser gilt als sicher pathologisch, wenn er kleiner als eins ausfällt [51, 141]. Allerdings muß hierbei berücksichtigt werden, daß mit zunehmendem Alter

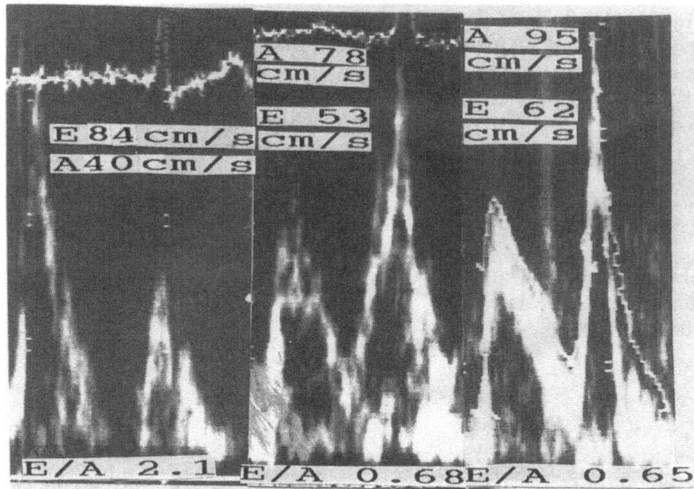

Abb. 25 zeigt das Strömungsprofil im Bereich der Mitralklappe links bei einer Person mit normaler diastolischer Füllung des linken Ventrikels mit hoher E-Welle und einem hohen Quotienten E/A. In der Mitte zeigt sich die typische Umkehrung des Flusses bei arterieller Hypertonie mit deutlich erhöhter A-Welle und einem erniedrigten Quotienten E/A. Rechts zeigt die computerisierte Berechnung der entsprechenden Kurven

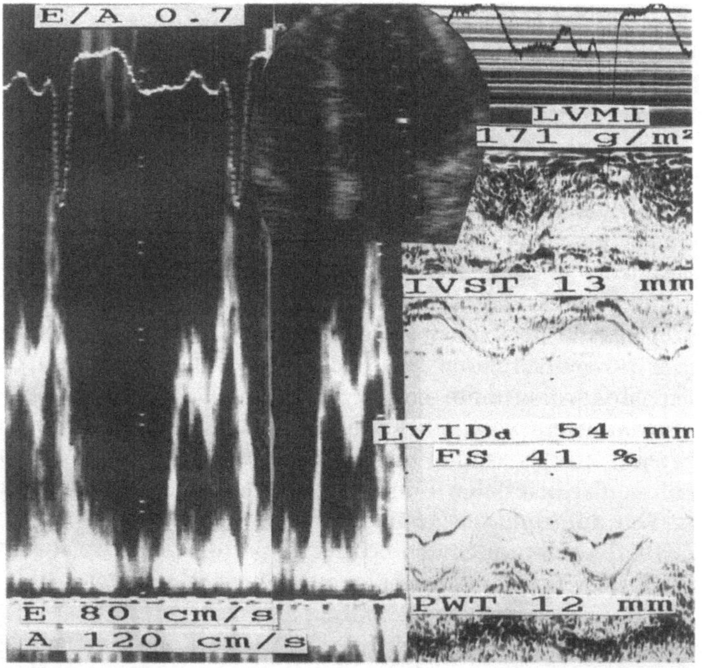

Abb. 26 zeigt die gute Reproduzierbarkeit des Mitralflusses bei einem Patienten mit deutlich erhöhter A-Welle von 120 cm/s. Rechts das dazugehörige M-Mode-Bild mit deutlich erhöhtem LVMI und normaler Fractional Shortening

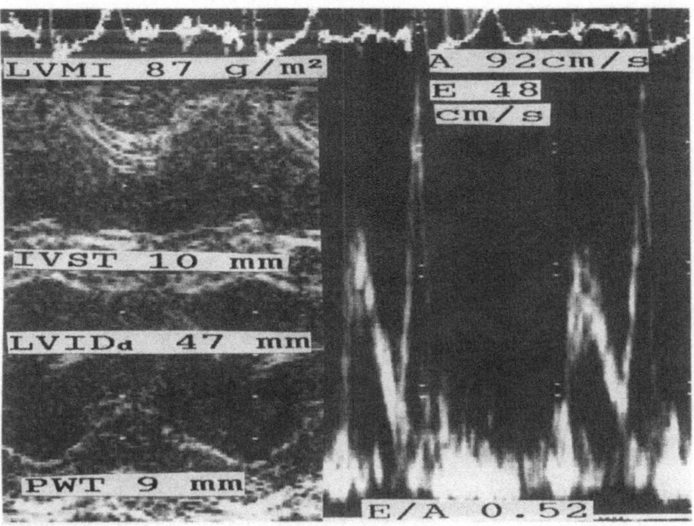

Abb. 27 zeigt links das M-Mode-Bild einer 71jährigen gesunden, normotensiven Frau und normalem LVMI, aber gestörter diastolischer Funktion mit einem E/A-Quotienten von 0,5

auch bei Herzgesunden eine Abnahme des frühdiastolischen und Zunahme des spätdiastolischen Anteils des Geschwindigkeitsprofils (Abb. 27) beschrieben wurde (Musholl et al., [168]). Auf der anderen Seite bedeutet ein normaler E/A-Quotient nicht in jedem Fall, daß die diastolische Funktion intakt ist. So kann eine isoliert gestörte Dehnbarkeit des linken Ventrikels eine erhöhte frühdiastolische und eine verminderte spätdiastolische Flußgeschwindigkeit im Dopplerechokardiogramm hervorrufen, und zwar aufgrund des schnellen diastolischen Druckanstiegs bei geringem Füllungsvolumen des linken Ventrikels mit konsekutiver Abnahme der arterio-ventrikulären Druckdifferenz im laufe der Diastole. Dieser pathophysiologische Ablauf erklärt auch die Verkürzung der Dezellerationszeit. Darüber hinaus muß berücksichtigt werden, daß die Erhöhung des linken Vorhofdrucks die frühe diastolische Füllung begünstigt, so daß aufgrund deutlich erhöhter linksarterieller Drucke eine normale frühdiastolische Füllung resultieren kann. Auf der anderen Seite führt der erhöhte diastolische Druck im linken Ventrikel zu einer Nachlasterhöhung für den linken Vorhof, was zu einer systolischen Funktionsstörung auf Vorhofebene führen kann, so daß der sonst mögliche Verstärkungseffekt durch die Vorhofkontraktionen unterbleibt. Aufgrund dieser Veränderungen kann bei Patienten mit schwerer diastolischer Dysfunktion und deutlich erhöhtem pulmonal-venösem Druck der Quotient aus E/A größer als eins und somit „normal" erscheinen.

Die Beurteilung des Strömungsprofils an der Mitralklappe setzt natürlich einen stabilen Sinusrhythmus mit intakter Vorhofkontraktion voraus

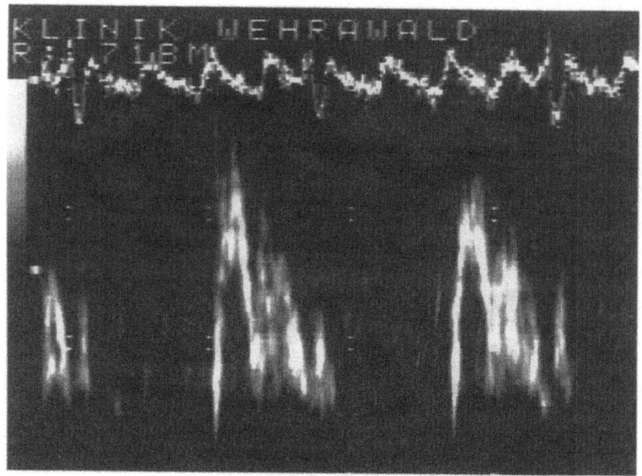

Abb. 28 zeigt das Flußgeschwindigkeitsprofil an der Mitralklappe bei einem Patienten zum Zeitpunkt von Vorhofflattern, so daß sich zwei, wenn auch kleine, A-Wellen nachweisen lassen, die zum Teil mit der E-Welle vermischt sind

(Abb. 22, 28). Liegt zum Beispiel Vorhofflimmern vor, so läßt sich verständlicherweise keine A-Welle bzw. bei Vorhofflattern keine anteilsmäßig bedeutende A-Welle nachweisen.

1.3 Echokardiographische Differentialdiagnose des Hochdruckherzens

Ebenso wie die Druckbelastung bei arterieller Hypertonie führen auch andere Formen der Druck-, aber auch Volumenbelastung zur Anpassung des linken Ventrikels im Sinne einer Wanddickenzunahme und vor allen Dingen Zunahme der gesamten linksventrikulären Muskelmasse. Diese physiologischen (Sportherz), aber auch vor allen Dingen pathophysiologischen (Aortenvitien, dilatative Kardiomyopathie) Adaptationen sowie genetisch bedingte Veränderungen müssen bei der Differentialdiagnose des Hochdruckherzens berücksichtigt werden und sollen im folgenden kurz angesprochen werden.

1.3.1 Linksherzhypertrophie bei hypertropher obstruktiver Kardiomyopathie

Die Abb. 29 zeigt, daß zwischen einer konzentrischen Hypertrophie bei arterieller Hypertonie und einer hypertrophen obstruktiven Kardiomyopathie (HOCM) auf den ersten Blick im M-Mode-Bild durchaus viele Übereinstimmungen bestehen. So können bei beiden Krankheitsbildern deutlich verdickte Septen nachweisbar sein, deren Wanddickenzunahme über das der freien Hin-

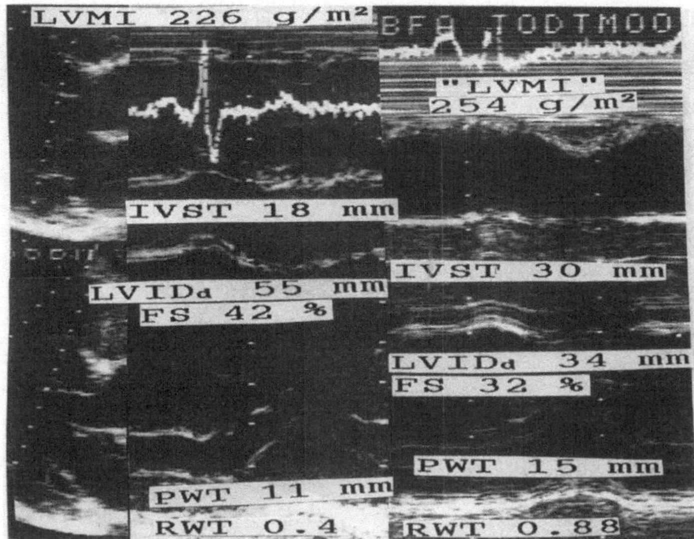

Abb. 29 zeigt das M-Mode-Bild bei einem Patienten mit arterieller Hypertonie (Mitte) und hypertropher, obstruktiver Kardiomyopathie (rechts) sowie die dazu gehörenden M-Mode-Bilder in der langen Achse (links) (weitere Erklärungen s. Text)

terwand hinausgeht. Im M-Mode-Bild fällt allerdings schon auf (Abb. 29–32), daß die HOCM im Vergleich zum konzentrischen Hochdruckherz über eine wesentlich kleinere enddiastolische Dimension und somit ein wesentlich kleineres Cavum verfügt. Auch ist in der Regel die Septumbeweglichkeit im Vergleich zum Hochdruckherz bei der HOCM reduziert (Abb. 29, 31, 32) bzw. ganz aufgehoben (Abb. 31). In der 2-dimensionalen Echokardiographie (Abb. 29, 30) zeigt sich in der langen Achse bei der HOCM in der Regel eine zur Spitze konusförmig zunehmende Septumverdickung, die in den meisten Fällen bei arterieller Hypertonie zumindest in dieser Ausprägung nicht nachweisbar ist. Diese deutliche zum Apex hin zunehmende Verdickung des Septums führt auch dazu, daß man je nach Schnittebene (vorhofnah bzw. apexnah) unterschiedliche Dicken messen kann. Deshalb kann auch mittels der Septumdickenbestimmung an typischer Stelle auf Höhe der Mitralklappen keine exakte Berechnung der linksventrikulären Muskelmasse anhand der von Devereux vorgeschlagenen Formel erfolgen.

Die Bestimmung des Mitraleinstromprofils mit Hilfe der Dopplerechokardiographie ist zur Differentialdiagnose in der Regel wenig hilfreich, da auch bei HOCM häufig eine Verminderung der frühdiastolischen Maximalgeschwindigkeit E und des Verhältnisses aus E/A nachweisbar sind. Darüber hinaus ist auch die isovolumetrische Relaxationszeit verlängert. Auf der anderen Seite erleichtert die Dopplerechokardiographie die Differentialdiagnose, da die bei der HOCM nachweisbare Obstruktion der linksventrikulären Aus-

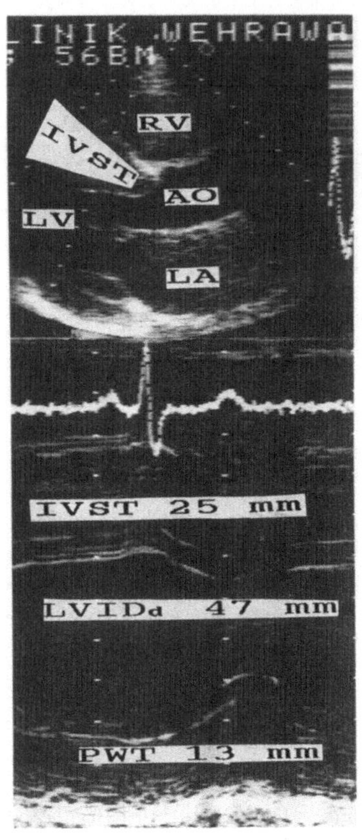

Abb. 30. Zweidimensionales Bild und
M-Mode-Bild bei Patienten mit hypertropher
Kardiomyopathie (weitere Erklärung s. Text)

flußbahn hiermit gut erfaßt werden kann und diese bei der arteriellen Hypertonie nicht besteht.

Aber auch unabhängig von einer Obstruktion (Abb. 32) läßt sich bei der hypertrophen Kardiomyopathie aufgrund der deutlich verdickten Wände schon allein aufgrund des kleinen „Hubraums" und der gestörten diastolischen Funktion im klinischen Alltag eine deutliche Einschränkung der Förderleistung auch im Sinne einer deutlichen Symptomatik nachweisen.

Manchmal ist jedoch die Differentialdiagnose vor allen Dingen bei fehlender Obstruktion (nur gering verkleinerte enddiastolische Dimension des linken Ventrikels und Vorliegen einer ausgeprägt asymmetrischen Hypertrophie des Septums durch die arterielle Hypertonie) nicht immer leicht, vor allen Dingen, wenn der Blutdruck erhöht ist, was in der Regel bei der HOCM nicht zutrifft. Deshalb ist die Differentialdiagnose letztendlich nur durch eine antihypertensive Therapie und den Nachweis einer deutlichen Regression der Wanddicken (Abb. 76) möglich, da die bei der HOCM erzielbaren Reduktionen der Wanddicken, wenn überhaupt, nur sehr gering ausfallen.

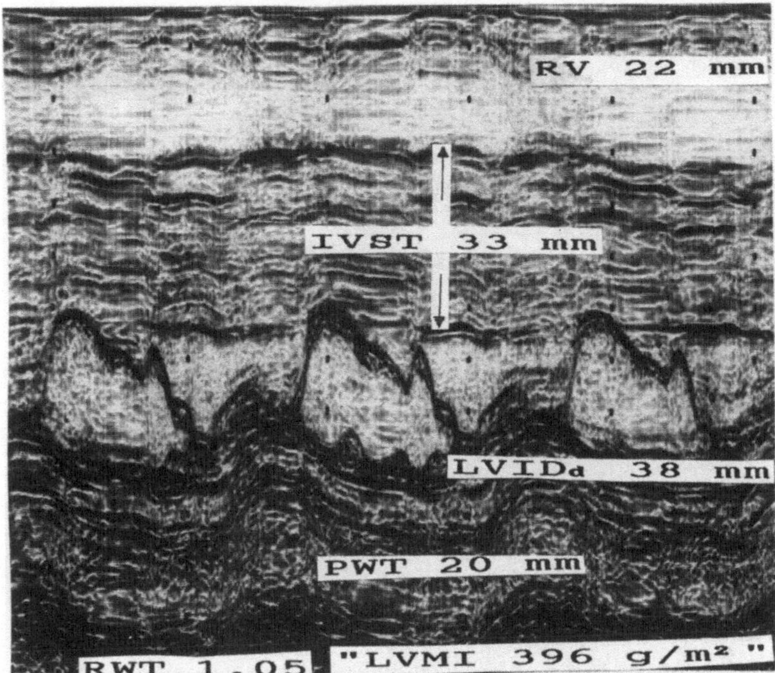

Abb. 31. M-Mode-Bild eines 33jährigen Patienten mit hypertropher obstruktiver Kardiomyopathie und einem Druckgradienten von 90 mm Hg. Neben der ausgeprägten Wandverdickung, besonders des Septums, fällt das kleine Cavum des linken Ventrikels und die aufgehobene Beweglichkeit des Septums auf (weitere Erklärung s. Text)

1.3.2 Linksherzhypertrophie bei Aortenvitien

Aufgrund des M-Mode-Echokardiogramms läßt sich eine konzentrische oder auch exzentrische linksventrikuläre Hypertrophie einer Aortenstenose nicht von einer durch die arterielle Hypertonie hervorgerufene unterscheiden. Auch bei der Aortenstenose reagiert in der Regel das Septum im Sinne einer Wandverdickung schneller und ausgeprägter und im kompensierten Stadium ist die enddiastolische Dimension noch völlig normal (Abb. 33). Wegweisend für die Differentialdiagnose sind die in der 2-dimensionalen Echokardiographie leicht erkennbaren strukturellen Veränderungen der Aortenklappe (Abb. 33) und vor allen Dingen die mit Hilfe der Dopplerechokardiographie nachweisbare Druckdifferenz zwischen linkem Ventrikel und Aorta ascendens.

Im Einzelfall kann die Differentialdiagnose besonders bei Patienten mit Aortenstenose und geringem Druckgradienten oder aber Patienten mit langjähriger arterieller Hypertonie schwierig sein, da auch die langjährige arterielle Hypertonie nicht selten zu deutlichen Veränderungen des Aortenklappenapparates und des Aortenrohres führt.

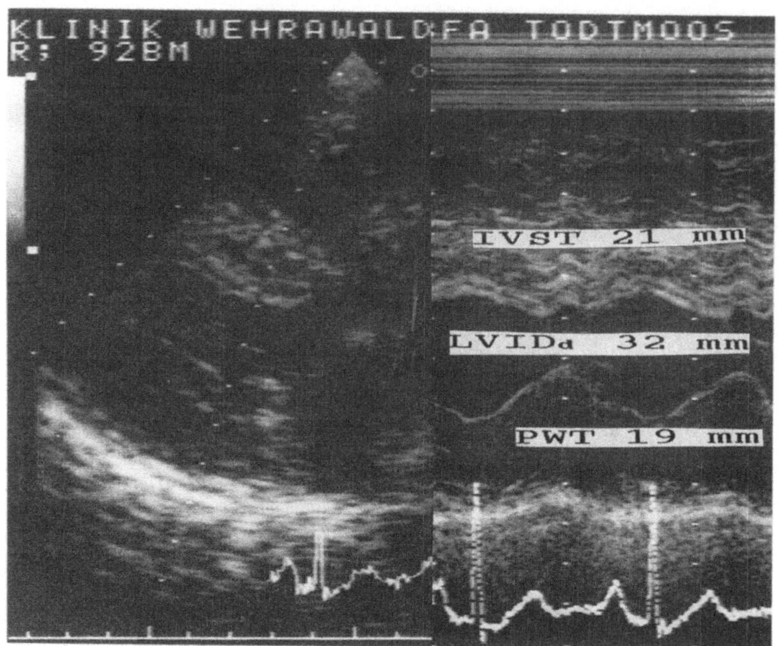

Abb. 32. Zweidimensionales Bild und M-Mode-Bild eines Patienten mit hypertropher Kardiomyopathie ohne Obstruktion, aber deutlicher verkleinerter enddiastolischer Dimension des linken Ventrikels

Leichter fällt die Differentialdiagnose eines erhöhten linksventrikulären Muskelmassenindex aufgrund einer Aorteninsuffizienz im Vergleich zu einem Hochdruckherzen. Aufgrund der erhöhten Volumenbelastung kommt es zu einer relativ geringen Wandverdickung des Septums und der Hinterwand, und die meßbaren Veränderungen betreffen vor allen Dingen die enddiastolische Dimension, über deren deutliche Zunahme es auch zu einer deutlichen Erhöhung des linksventrikulären Muskelmassenindex kommt (Abb. 34). Differentialdiagnostisch ist deshalb bei Nichtvorliegen einer Dopplerechokardiographie nur zwischen einem dekompensierten Hochdruckherzen (exzentrische linksventrikuläre Hypertonie) und einem Zustand bei Aorteninsuffizienz zu unterscheiden, was in der Regel aufgrund des klinischen Verlaufes und natürlich der Blutdruckmessung und des Auskultationsbefundes leicht gelingt.

Abb. 34 zeigt einen deutlich erweiterten linken Ventrikel mit grenzwertiger Wanddicke bei einem jungen Patienten mit Zustand nach Aortenklappenersatz bei Aortenklappeninsuffizienz. Trotz der geringen Wandverdickung zeigt sich eine ausgeprägte Zunahme der linksventrikulären Muskelmasse mit einem LVMI von 280 g/m^2 und eine reduzierte Kontraktilität (FS = 19%)

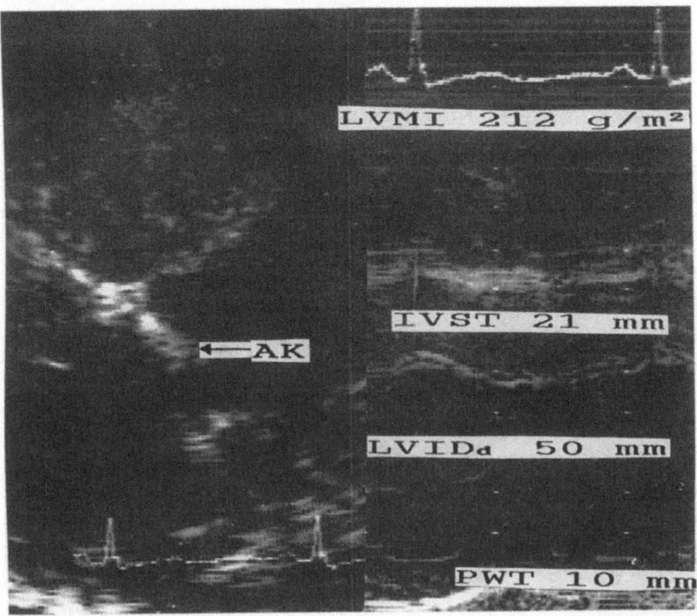

Abb. 33. M-Mode-Bild eines Patienten mit haemodynamisch wirksamer Aortenstenose (Druckgradient von 75 mm Hg), dessen M-Mode-Bild prinzipiell nicht von dem eines Hochdruckkranken zu unterscheiden ist. Links zeigt sich ein deutlich verkalktes Aortenklappensegel

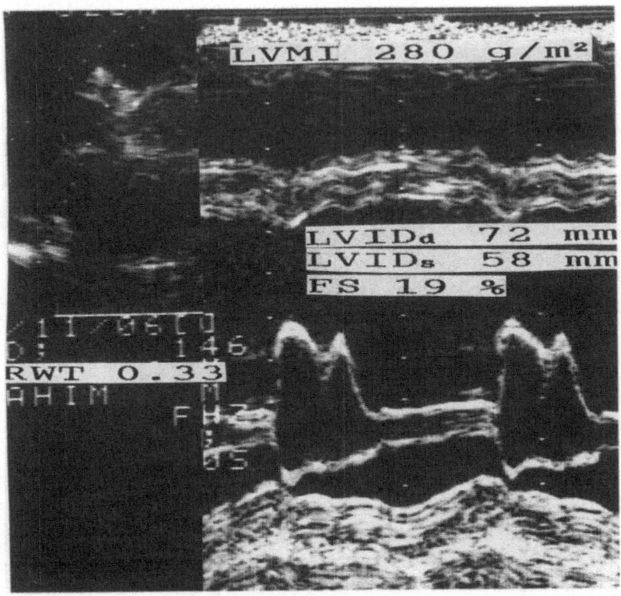

1.3.3 Linksherzhypertrophie bei dilatativer Kardiomyopathie

Ähnlich wie bei der Aorteninsuffizienz gelten die differentialdiagnostischen Überlegungen bei der dilatativen Kardiomyopathie der Frage, ob nicht ein dilatiertes Hochdruckherz mit eingeschränkter systolischer Pumpfunktion vorliegt. Bei ausgeprägter dilatativer Kardiomyopathie (Abb. 35, 36) mit deutlich dilatiertem linken Ventrikel und deutlich herabgesetzter Fractional shortening fällt die Abgrenzung insofern nicht schwer, da die Kardiomyopathie in der Regel über eine normale bzw. tiefnormale Septum- und Hinterwanddicke verfügt. Auch hier errechnet sich der deutlich erhöhte linksventrikuläre Muskelmassenindex aufgrund der deutlich vergrößerten enddiastolischen Dimension des linken Ventrikels. Im Laufe des Übergangs einer konzentrischen linksventrikulären Hypertrophie in eine exzentrische kommt es in der Regel zwar auch zu einer deutlichen Abnahme der Wanddicken (Abb. 54), in der Regel sind jedoch die Wanddicken nicht kleiner als 10 mm. Liegen Mischbilder vor, wie sie z. B. bei der alkohol-toxisch bedingten Kardiomyopathie und begleitender arterieller Hypertonie auftreten können, so ist die differentialdiagnostische Unterscheidung schwer oder gar nicht möglich.

1.3.4 Linksherzhypertrophie beim Sportherz

In der täglichen Praxis kommt der Abgrenzung einer hochdruckinduzierten Hypertrophie gegenüber dem Sportherz eine besondere Bedeutung zu. Für diese Differentialdiagnose ist vor allen Dingen die Sportanamnese unerläß-

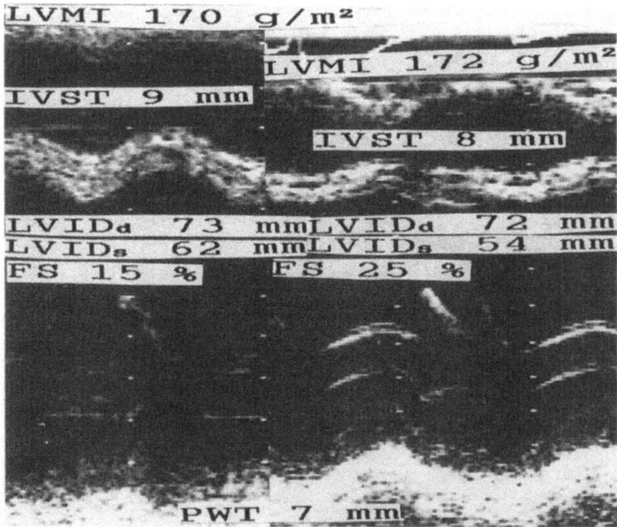

Abb. 35 zeigt das M-Mode-Bild zweier Patienten mit dilatativer Kardiomyopathie mit deutlich erweiterter enddiastolischer Dimension und normalen Wanddicken sowie eingeschränkter Kontraktilität. Der rechte Ventrikel ist noch normal groß

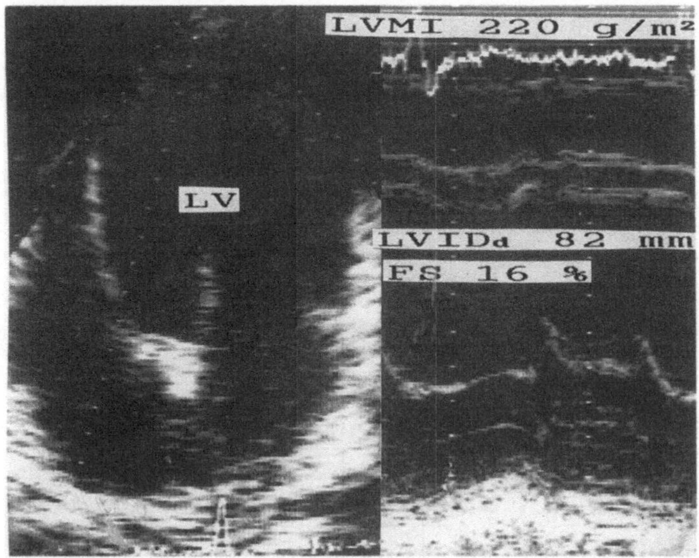

Abb. 36 zeigt die Schwierigkeit, bei dilatiertem linken Ventrikel nur anhand der Wanddicken eine deutlich vermehrte linksventrikuläre Muskelmasse (LVMI 220 g/m²) (dilatierte Ventrikel aufgrund eines großen Myokardinfarktes) richtig zu beurteilen

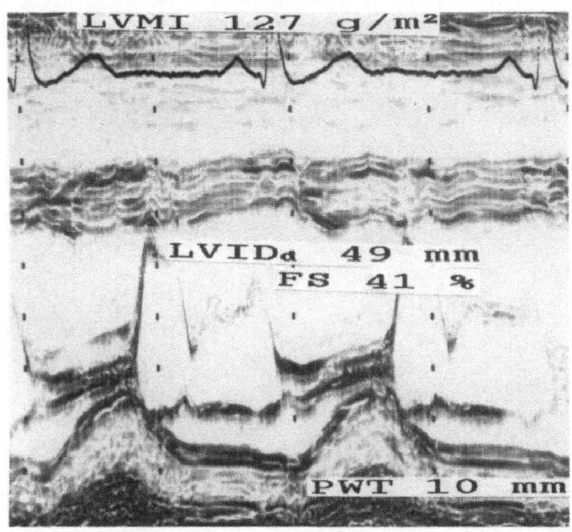

Abb. 37 zeigt das M-Mode-Bild eines hochtrainierten Ausdauerleisters der nationalen Spitze mit einem nur leicht erhöhten LVMI von 127 g/m² Körperoberfläche (Körperoberfläche bei dieser Person klein mit 1,6 m²)

lich. So sind kardiale Anpassungen an ein Ausdauertraining im normalen Breitensport nicht zu erwarten, sondern setzen ein mehrjähriges regelmäßiges und intensives Training voraus. Dieses führt selbst dann nicht immer zu ausgeprägten Zunahmen des linksventrikulären Muskelmassenindex (Abb. 37). Schwieriger wird jedoch die Beurteilung, wenn gleichzeitig eine arterielle Hy-

	Ausdauer trainiertes Herz	Kompensiertes Hochdruckherz	Ausdauer und Hochdruck adaptiertes Herz	Kraft trainiertes Herz
Linksventrikuläre Muskelmasse	↑	↑↑	↑↑↑	↑
Septum - und Hinterwanddicken	↑	↑↑	↑↑(↑)	↑(↑)
Enddiastolische Dimension des LV	↑↑	→↓	↑↑	↑
Relative Wanddicke	→	↑↑	↑(↑)	↑
Diastolische Funktion des LV	↑	→↓	→(↓)	→↓
4 - Kammerblick 2 - D - Echo	LV ↑↑, RV ↑ LA ↑, RA ↑	LV→↓, RV→ LA→↑, RA→	LV ↑↑, RV→↑ LA ↑, RA→↑	LV ↑, RV→(↑) LA ↑, RA→

LV und RV = linker und rechter Ventrikel; LA und RA = linker und rechter Vorhof

Abb. 38. Kardiale Anpassung durch Sport und Hypertonie im Vergleich zu normotensiven Untrainierten

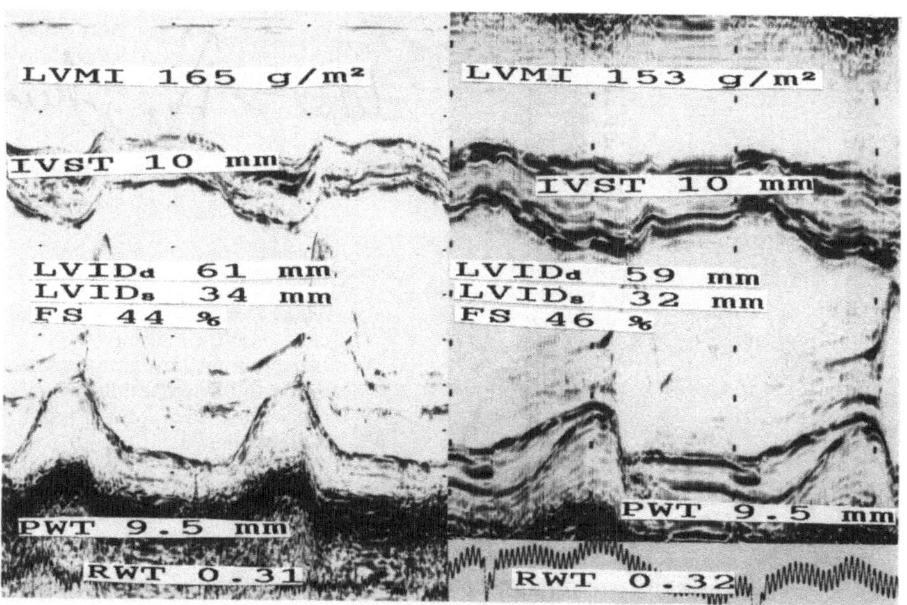

Abb. 39 zeigt links das M-Mode-Bild einer primär exzentrischen Linksherzhypertrophie eines Untrainierten und rechts das M-Mode-Bild eines ausdauertrainierten Radrennfahrers. Beide weisen einen entsprechend erhöhten LVMI auf und eine Differentialdiagnose allein anhand des M-Mode-Bildes ist nicht möglich

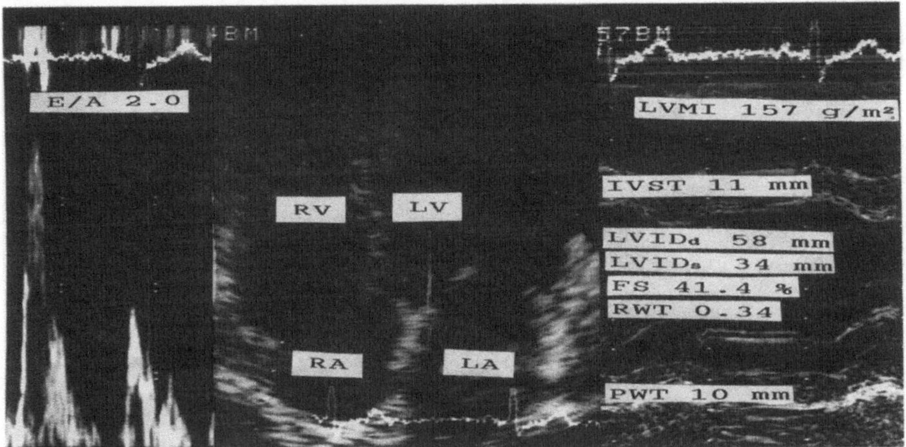

Abb. 40. 43jähriger Ausdauertrainierter, der seit 20 Jahren mindestens 10 Stunden pro Woche Radfahren und Schwimmen betreibt. Man sieht die harmonische Erweiterung aller Herzhöhlen (Mitte). Links: schnelle frühdiastolische Füllung des linken Ventrikels mit hoher E-Welle. Rechts: M-Mode-Bild mit grenzwertig dickem Septum und Hinterwand bei vergrößerter enddiastolischer Dimension und erhöhtem LVMI

pertonie vorliegt und sich hochdruckbedingte und sportinduzierte kardiale Anpassungen überlagern. Sowohl das Ausdauertraining als auch die arterielle Hypertonie (Abb. 38) kann zu einer deutlichen Zunahme der linksventrikulären Muskelmasse und der Wanddicken des Septums und der Hinterwand [38, 73, 82, 130, 192, 220] führen, so daß anhand dieser Parameter eine differentialdiagnostische Abklärung nicht möglich ist. Zwar ergibt das M-Mode-Bild gewisse Hinweise, da in der Regel davon auszugehen ist, daß die Septum- und Hinterwanddicken durch alleiniges Ausdauertraining Werte von 11–12 mm (Abb. 39, 40) selten überschreiten. Weiter hilft die echokardiographisch bestimmte enddiastolische Dimension des linken Ventrikels, die beim kompensierten Hochdruckherz selten größer als 50 mm ist und in einzelnen Fällen sogar auf 40 mm verkleinert sein kann. Demgegenüber weisen Ausdauertrainierte in der Regel diastolische Dimensionen zwischen 55–60 mm (Abb. 39, 40) und nur in seltenen Fällen über 60 mm (Abb. 41) auf. Liegt jedoch wie in Abb. 39 bei einem jungen Mann eine wahrscheinlich primär exzentrische Linksherzhypertrophie mit dilatiertem linken Ventrikel, aber guter systolischer Funktion vor, so erlaubt die M-Mode-Echokardiographie keinerlei Abgrenzung gegenüber einem ausdauertrainierten Herz.

In der Regel hilft allerdings die Bestimmung der relativen Wanddicke, die als Unterscheidungskriterium herangezogen werden kann. So ist diese bei Ausdauertrainierten im Vergleich zu normotensiven Untrainierten unverändert, jedoch beim Hochdruckkranken auch mit Ausdauertraining leicht oder sogar stark erhöht.

Als wichtiges Unterscheidungskriterium zwischen hochdruckbedingten und ausdauerbedingten kardialen Veränderungen kann auch die Doppler-

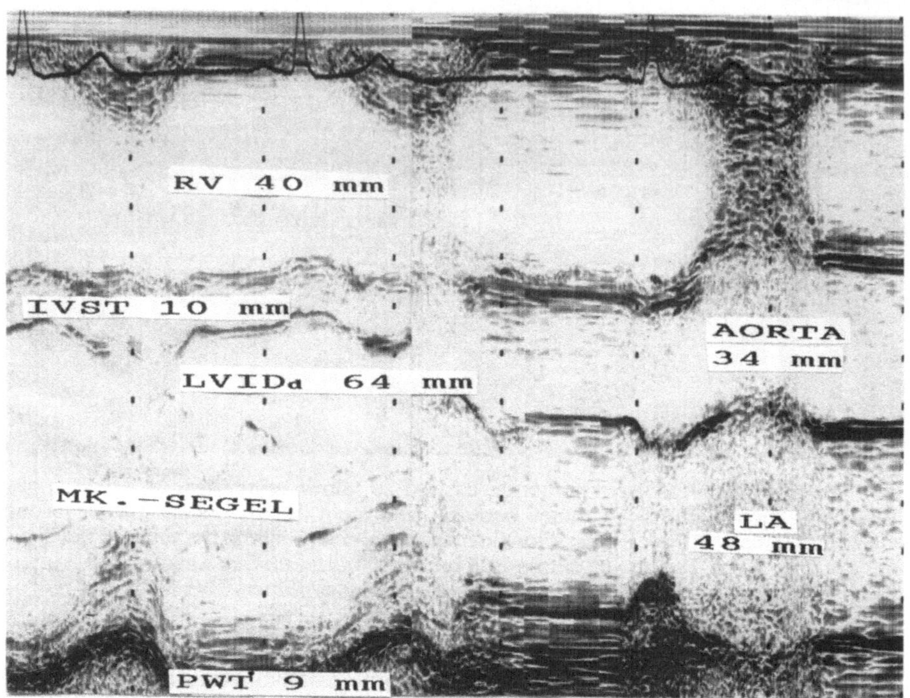

Abb. 41. M-Mode-Bild eines 25jährigen mit Ausdauerleistung, bei dem es nicht nur zu einer deutlichen Zunahme der enddiastolischen Dimension des linken, sondern auch des rechten Ventrikels gekommen ist. Darüber hinaus ist auch der linke Vorhof leicht erweitert. Hinzu kommt, daß diese Person eine große Körperoberfläche von 2,2 m² aufweist

echokardiographie durch Bestimmung des Geschwindigkeitsströmungsprofils an der Mitralklappe herangezogen werden (s. 1.3). Im Vergleich zu einem normotensiven Untrainierten ist bei einem normotensiven Ausdauertrainierten die frühdiastolische Füllung des linken Ventrikels (E-Welle) erhöht [82, 220] und dementsprechend auch der Quotient aus E/A (Abb. 40, 42). Dieser Vorteil bleibt auch bei höheren Herzfrequenzen, z. B. im submaximalen Belastungsbereich erhalten. Demgegenüber führt die arterielle Hypertonie zu den bereits angesprochenen Veränderungen des Strömungsprofils im Sinne einer deutlich erhöhten A-Welle und eines deutlich erniedrigten E/A-Quotienten (Abb. 42, 43).

Liegt eine arterielle Hypertonie vor und wird zusätzlich ein intensives Ausdauertraining betrieben (Abb. 44), so spricht ein hochnormaler E/A-Quotient bei deutlich erhöhtem linksventrikulären Muskelmassenindex und guter systolischer Funktion und vergrößerter enddiastolischer Dimension dafür, daß diese Veränderungen vor allen Dingen als ausdauerbedingt anzusehen sind, was aber nicht dazu führen darf, eine arterielle Hypertonie, z. B. medikamentös, nicht zu behandeln (s. auch Kap. 2.5).

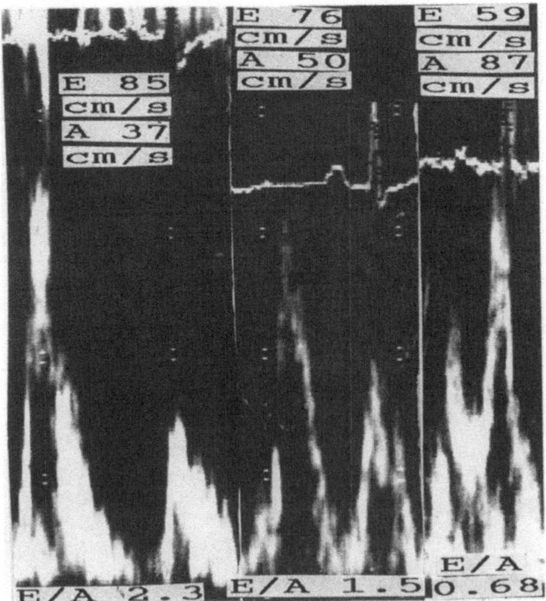

Abb. 42 zeigt die Flußgeschwindigkeiten im Bereich der Mitralklappe für einen Ausdauertrainierten links, eine normotensive untrainierte Person (Mitte) sowie einen Patienten mit arterieller Hypertonie

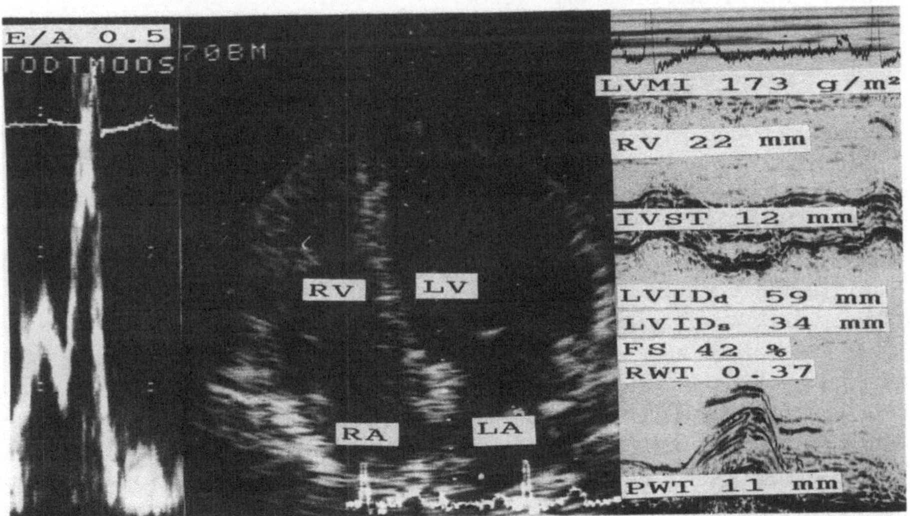

Abb. 43. 49jähriger Patient mit seit 20 Jahren bestehender arterieller Hypertonie. Im M-Mode-Bild zeigt sich bereits eine Dilatation des linken Ventrikels, die auch im 2-dimensionalen Bild (Mitte) deutlich zu erkennen ist bei noch normal kleinem RV und RA. Als Zeichen einer deutlich gestörten frühdiastolischen Füllung zeigt sich eine nur kleine E-Welle bei erhöhter A-Welle und deutlich erniedrigtem E/A-Quotient von 0,5. Deutlich erhöhter LVMI trotz nur milder Wandverdickung aufgrund der bereits eingetretenen Dilatation

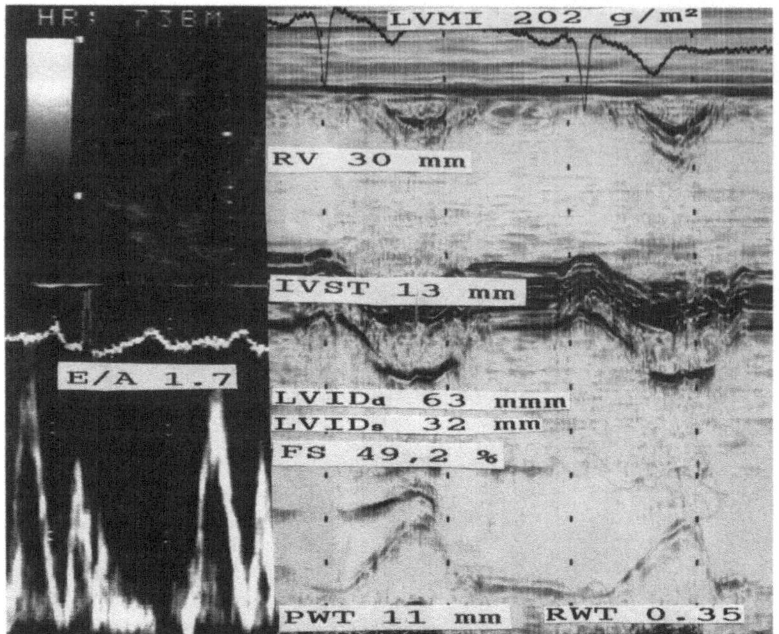

Abb. 44. M-Mode-Bild eines ausdauertrainierten Hochdruckkranken, bei dem der erhöhte LVMI von 196 g/m² sowohl durch den Hochdruck als auch durch den Sport induziert wurde (weitere Erklärung s. Text)

Für die Differentialdiagnose zwischen sportinduzierten kardialen Anpassungen und dem Hochdruckherz ist die 2-dimensionale Echokardiographie und in diesem Zusammenhang vor allen Dingen der aus der apikalen Anschallung gewonnene 4-Kammer-Blick von großer diagnostischer Wertigkeit. Beim Ausdauertrainierten mit normalem Blutdruck (Abb. 40) läßt sich nicht nur eine Vergrößerung des linken *und* rechten Ventrikels, sondern auch des linken und rechten Vorhofes im Sinne einer harmonischen Erweiterung aller Herzhöhlen nachweisen. Wie auch die Abb. 41 zeigt, kommt es dabei zu einer deutlichen Zunahme nicht nur der Dimension des rechten Ventrikels, sondern auch vor allen Dingen des linken Vorhofes. Demgegenüber zeigt sich beim Hochdruckherzen (Abb. 43) auch bei Vergrößerung des linken Ventrikels keine oder nur geringe Vergrößerung des rechten Ventrikels. Darüber hinaus ist auch der rechte Vorhof normal groß, wogegen der linke Vorhof vor allen Dingen bei vorhandener diastolischer Funktionsstörung oder relativer Mitralinsuffizienz schon erweitert sein kann.

Werden alle die hier angeführten Beurteilungskriterien gemeinsam herangezogen, so dürfte es in der Regel nicht schwierig sein, zwischen einem ausdauertrainierten Herzen und einem Hochdruckherzen zu unterscheiden.

Demgegenüber ist jedoch die Abgrenzung eines Hochdruckherzens von kardialen Anpassungen durch ein intensives Krafttraining nicht einfach, was

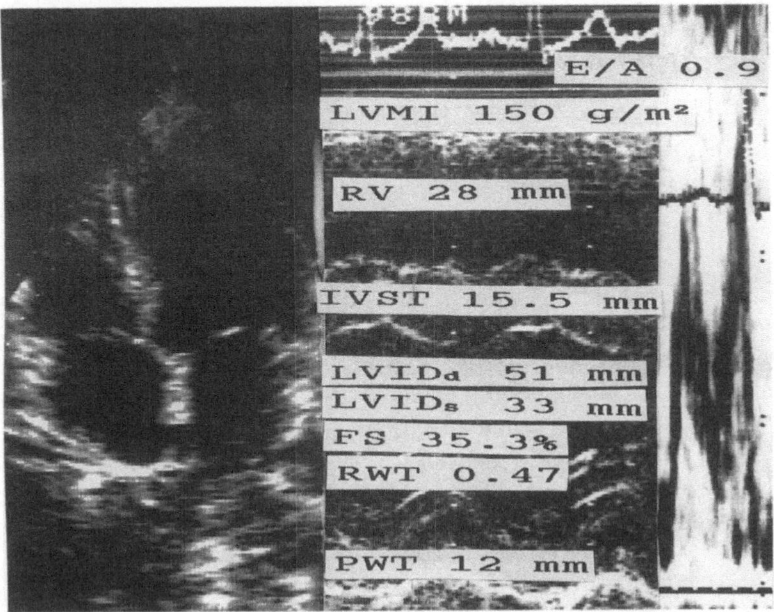

Abb. 45 zeigt bei einem jungen Bodybuilder mit Anabolika-Mißbrauch eine deutliche Wandverdickung und bereits eine gestörte diastolische Funktion bei einem E/A von 0,9

besonders dann gilt, wenn gleichzeitig ein erhöhter Blutdruck vorliegt (Abb. 45). In der Regel ist es so, daß auch ein Krafttraining den linksventrikulären Muskelmassenindex deutlich erhöht, wobei die Wanddicken im Vergleich zum Ausdauertraining eher dicker sind und die enddiastolische Dimension des linken Ventrikels eher kleiner ausfällt. Die Beurteilung wird zusätzlich kompliziert, wenn ein Anabolikamißbrauch [240] vorliegt.

Führen ausdauertrainierte Hochdruckkranke nach Initiierung einer adäquaten antihypertensiven Therapie ihr Ausdauertraining fort, so läßt sich echokardiographisch eine deutliche Regression der Linksherzhypertrophie mit Abnahmen der Wanddicken und leichter Zunahme der enddiastolischen Dimension nachweisen (s. Kap. 2.5.).

2 Pathophysiologie, Klinik und Prognose des Hochdruckherzens

Im Verlauf der arteriellen Hypertonie kommt es zu typischen funktionellen und strukturellen Veränderungen des linken Ventrikels und der Koronargefäße [15, 37, 71, 74, 139, 141, 215, 223, 225], die unabhängig voneinander zu einer gestörten Pumpfunktion zunächst in Ruhe, dann bei Belastung und im Spätstadium auch zu einem Pumpversagen des Herzens führen können (Abb. 46).

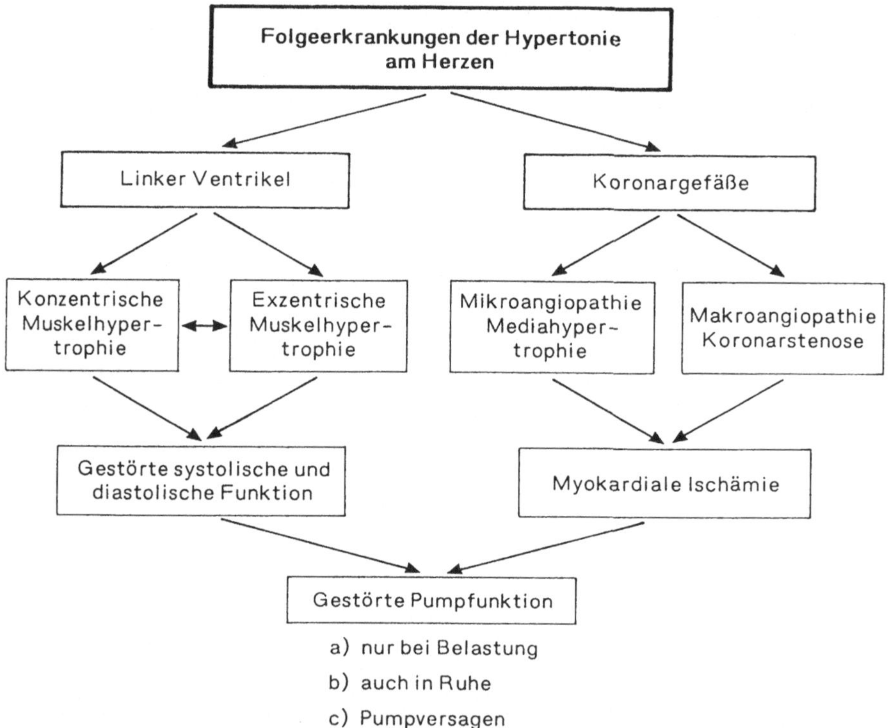

Abb. 46. Die sich im Verlauf der Hypertonie entwickelnden Folgeerkrankungen des Herzens

2.1 Entwicklung der linksventrikulären Hypertrophie und Störungen der Pumpfunktion

Aufgrund der gesteigerten Widerstandsarbeit kommt es im Verlaufe der Hypertonie zu muskulären Anpassungen des linken Ventrikels im Sinne einer Wanddickenzunahme, die sich in der M-Mode-Echokardiographie deutlich im Sinne eines verdickten Septums bzw. einer verdickten Hinterwand des linken Ventrikels nachweisen läßt (Abb. 47, 48). Das Frühstadium der arteriellen Hypertonie ist bei den meisten Patienten gekennzeichnet durch eine erhöhte sympathische Aktivität mit hyperkinetischer Zirkulation bzw. Herzzeitvolumen (auch erhöhtem Blutvolumen) und einer erhöhten myokardialen Kontraktilität [145, 182, 196, 223] (Abb. 49). Die hierdurch hervorgerufene Hyperperfusion der Organe führt über eine Autoregulation (Vasokonstriktion) zur Normalisierung des Flusses und konsekutiver Erhöhung des totalen peripheren Widerstandes. Über das Stadium der labilen Hypertonie entwickelt sich die hyperkinetische Zirkulation allmählich zur milden Hypertonie, wobei wiederum die Blutdruckerhöhung zu einer Mediahypertrophie der Widerstandsgefäße und zu einem weiteren Anstieg des Blutdrucks führt. In der Regel entwickelt sich in dieser Phase die Wandhypertrophie mit konsekutiver Zunahme der linksventrikulären Muskelmasse, wobei jedoch darauf hingewiesen werden muß, daß die Wandhypertrophie dem Stadium der fixierten Hypertonie

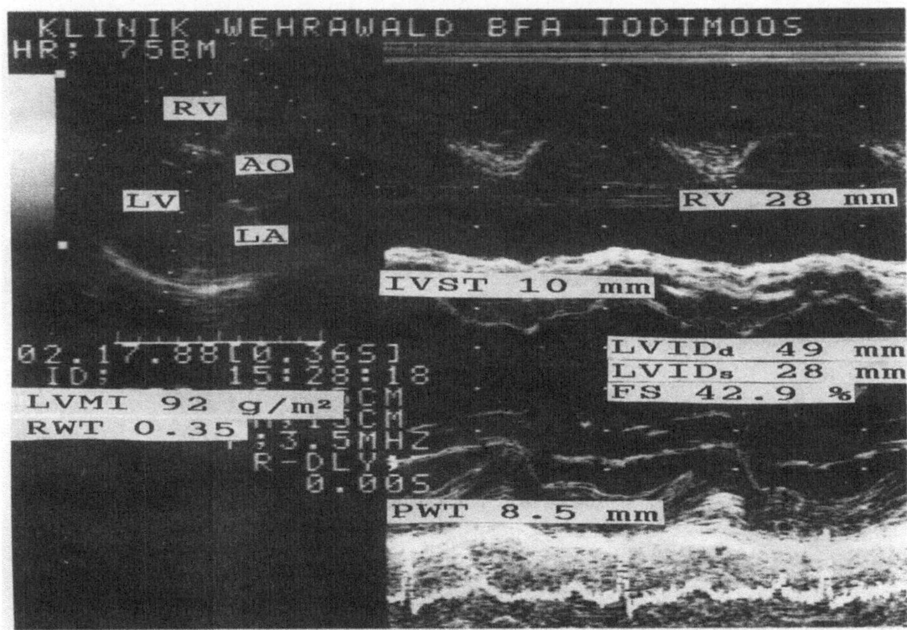

Abb. 47 zeigt das M-Mode-Bild eines normotensiven Probanden mit normaler Septum- und Hinterwanddicke und normalem LVMI

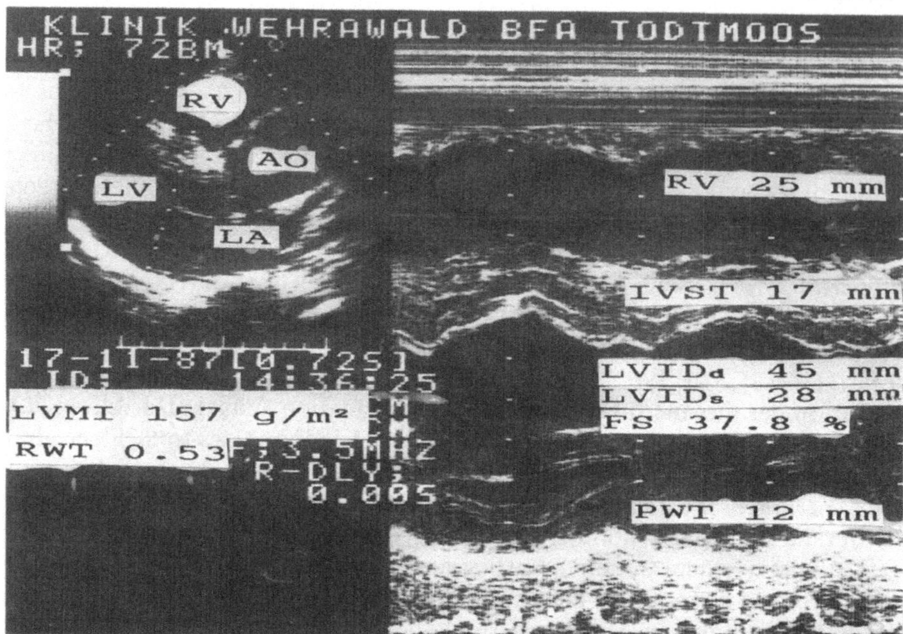

Abb. 48 zeigt das M-Mode-Bild eines Patienten mit langjähriger Hypertonie. Die Wandverdickungen haben zu einer kleinen enddiastolischen Dimension von 45 mm geführt

vorausgehen kann [28, 186]. Im Stadium der stabilen Hypertonie kommt es dann zu einer weiteren Zunahme der Wandhypertrophie, was zunächst aus Sicht der Pumpfunktion sinnvoll erscheint, weil hierdurch die Wandspannung trotz ansteigendem Blutdruck normal und die systolische Funktion aufrecht erhalten werden kann (Abb. 50).

In diesem Stadium ist die Herzsilhouette unverändert, weil sich die Wandhypertrophie auf Kosten des Cavums entwickelt. Im Stadium der konzentrischen Muskelhypertrophie findet man deshalb typischerweise im Vergleich zu Normalpersonen (Abb. 47) eine deutlich verkleinerte enddiastolische Dimension in der M-Mode-Echokardiographie (Abb. 48, 51). Dieses gilt besonders für die Entwicklung des Hochdruckherzens bei Frauen, wo man in diesem Stadium kleine enddiastolische Dimensionen des linken Ventrikels und somit einen kleinen „Hubraum" nachweisen kann (Abb. 51). Diese Herzen sind in der Regel hyperkontraktil (Abb. 51, 52), können aber trotzdem, vor allen Dingen bei Vorliegen einer deutlichen diastolischen Funktionsstörung, aufgrund ihrer Abhängigkeit vom Volumen eine akute Linksherzinsuffizienz begünstigen. In diesem Stadium I der Entwicklung des Hochdruckherzens (Tabelle 4) zeigt sich somit überwiegend eine Hyperkontraktilität (Abb. 52), deren negative Beeinflussung durch Pharmaka (z. B. Betarezeptorenblocker) ein gewünschtes therapeutisches Konzept darstellt.

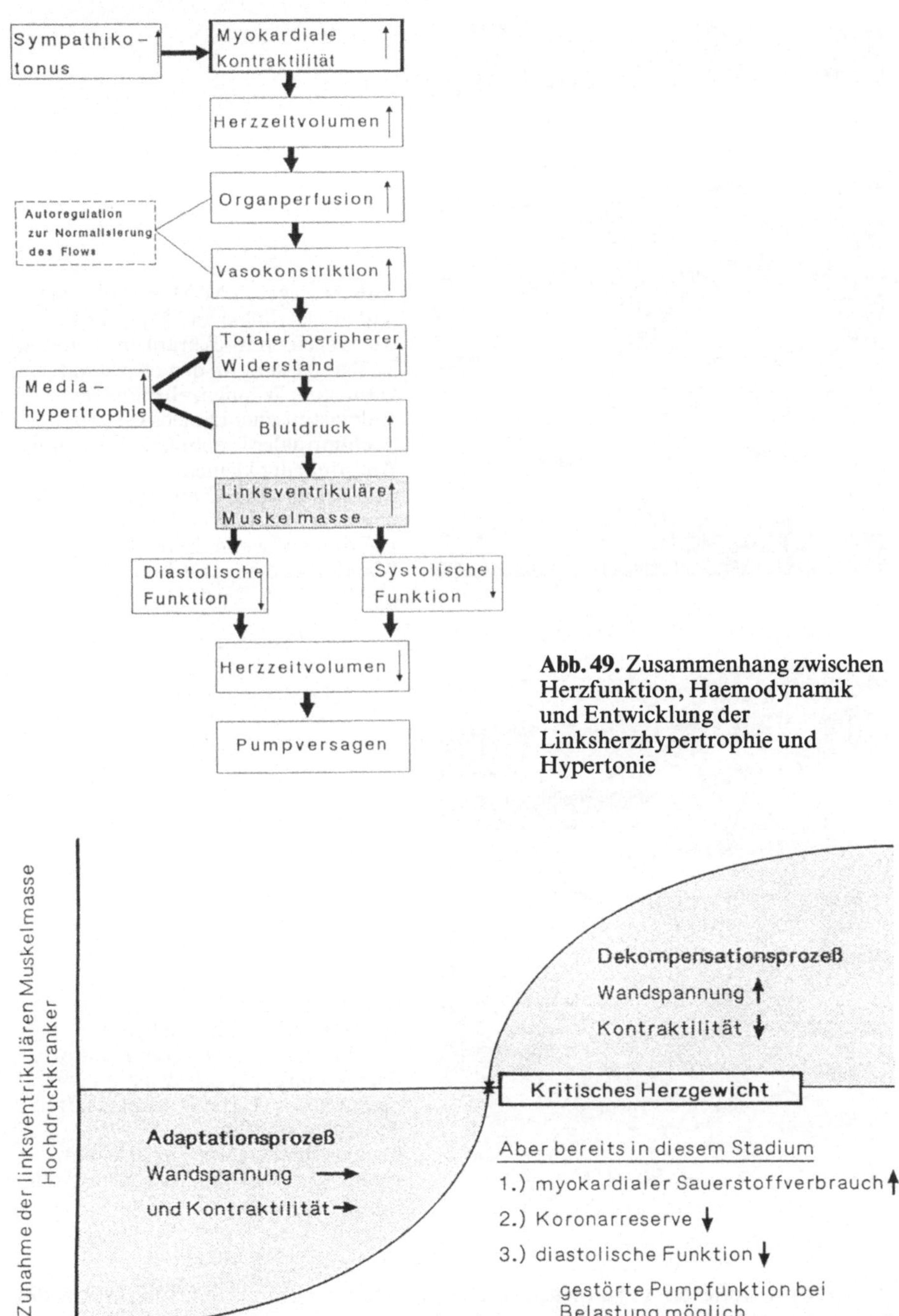

Abb. 49. Zusammenhang zwischen Herzfunktion, Haemodynamik und Entwicklung der Linksherzhypertrophie und Hypertonie

Abb. 50. Beziehung zwischen linksventrikulärer Muskelmasse (LVM), dem zeitlichen Verlauf der Hypertonie und der Pumpfunktion des Herzens

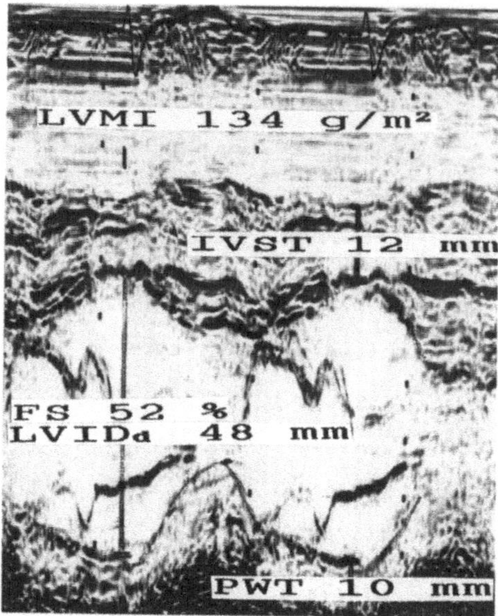

Abb. 51 zeigt das M-Mode-Bild einer 35jährigen (links) und 51jährigen (rechts) Hochdruckkranken. Typische Frühanpassung an den Druck mit verdickten Wänden, aber kleiner enddiastolischer Dimension und hochnormaler Fractional Shortening. Aufgrund der kleinen enddiastolischen Dimension ist trotz deutlicher Septumverdickung der LVMI niedrig und die relative Wanddicke deutlich erhöht

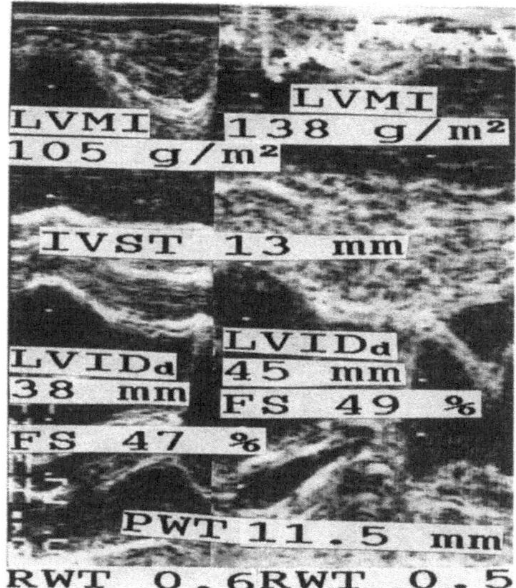

Abb. 52 zeigt bei einem 42jährigen Hochdruckkranken mit leicht erhöhtem LVMI die in der Frühform der Hochdruckherzentwicklung oft nachweisbare Hyperkontraktilität mit deutlicher systolischer Dickenzunahme des Septums und einer Fractional Shortening von 52%

Erst im weiteren Verlauf kommt es zu einer zunehmenden Dilatation des linken Ventrikels (exzentrische Muskelhypertrophie), was in der Regel zu einer Abnahme der Wanddicken führen kann, obwohl die gesamte linksventrikuläre Muskelmasse durch Vergrößerung des linken Ventrikels deutlich zunimmt (Abb. 53). In diesem Stadium II der Hochdruckherzentwicklung ist die

Tabelle 4. Stadieneinteilung des Hochdruckherzens anhand von echokardiographischen Kriterien (→ unverändert, ↓ Abnahme, ↓↓ starke Abnahme, ↑ leichtgradige Zunahme, ↑↑ mittelgradige Zunahme, ↑↑↑ schwergradige Zunahme)

Stadien-einteilung	Linksven-trikuläre Muskelmasse	Septum- und Hinterwand-dicke	Cavum des linken Ventrikels	Kontrakti-lität des LV	Diastolische Funktion
Stadium I	↑	↑, ↑↑, ↑↑↑	↓, (→)	↑, (→)	→, ↓
Stadium II	↑↑	↑, ↑↑	↑	→ (↓)	↓
Stadium III	↑↑↑	↑, (→)	↑↑	↓↓	↓

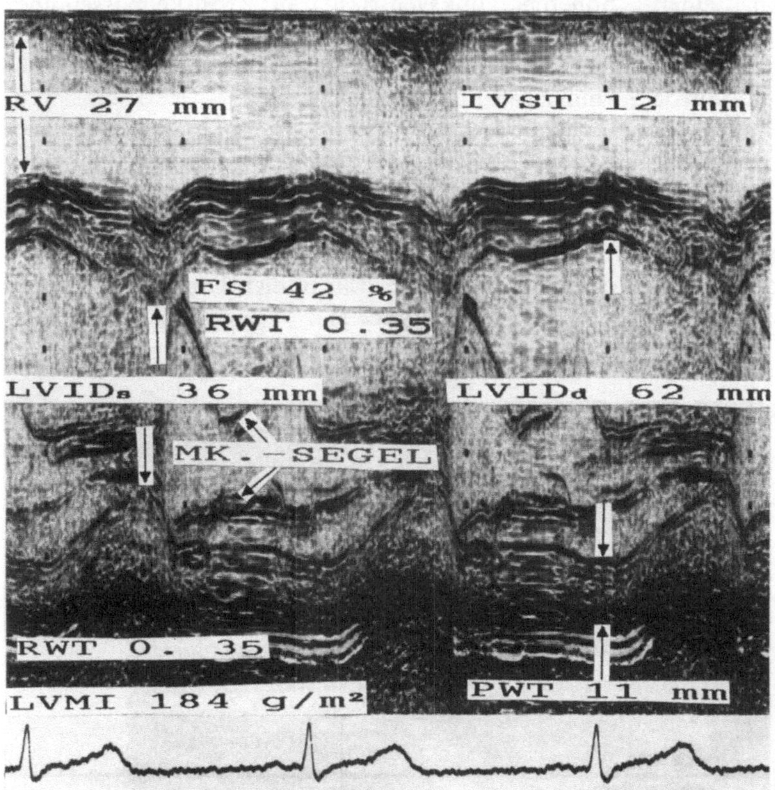

Abb. 53. Hochdruckherz im Stadium II mit deutlich erweiterter enddiastolischer Dimension und trotz geringer Wandverdickung deutlich erhöhtem LVMI. Durch die Dilatation ist die relative Wanddicke wieder im Normalbereich. Die Fractional Shortening ist noch normal

Kontraktilität zumindest in Ruhe noch normal oder nur gering reduziert. Das Stadium II unterscheidet sich neben dem unterschiedlichen Kontraktilitätsverhalten aber vor allen Dingen durch die veränderte Relation aus Wanddicke und enddiastolischer Dimension, die im Stadium I (Abb. 48, 51) besonders groß ist und sich in diesem Stadium wieder normalisieren kann (Abb. 53).

Unter Belastungsbedingungen läßt sich allerdings auch im Stadium II eine Kontraktilitätsstörung nachweisen. So wurde von Blake et al. [11] untersucht, welche Hypertoniker (mittleres Alter 50 Jahre), die keine koronare Herzerkrankung und keine regionalen Wandbewegungsstörungen bzw. Herzklappenanomalien aufwiesen, eine linksventrikuläre Funktionsstörung unter Belastung entwickelten. Im Vergleich zu den Hypertonikern mit normaler linksventrikulärer Funktion unter Belastungsbedingungen wiesen die mit einer Dysfunktion einen höheren linksventrikulären Muskelmassenindex (109 ± 50 g/m² zu 95 ± 35 g/m²; also nicht sehr ausgeprägt), aber vor allen Dingen eine größere echokardiographisch bestimmte enddiastolische Dimension, und zwar von 55 ± 7 mm zu 48 ± 5 mm auf.

Im Stadium III der Hochdruckherzentwicklung kommt es zu einer zunehmenden Erweiterung des linken Ventrikels (Abb. 54, 55) und einer global reduzierten Kontraktilität bis hin zum Pumpversagen.

Die Abb. 53, 54 und 55 belegen noch einmal eindringlich, daß die Beurteilung des Ausmaßes einer Linksherzhypertrophie nur anhand der Wanddicken zu einer groben Fehleinschätzung führt, und zwar immer dann, wenn die enddiastolische Dimension erweitert ist (s. auch 1.2.1).

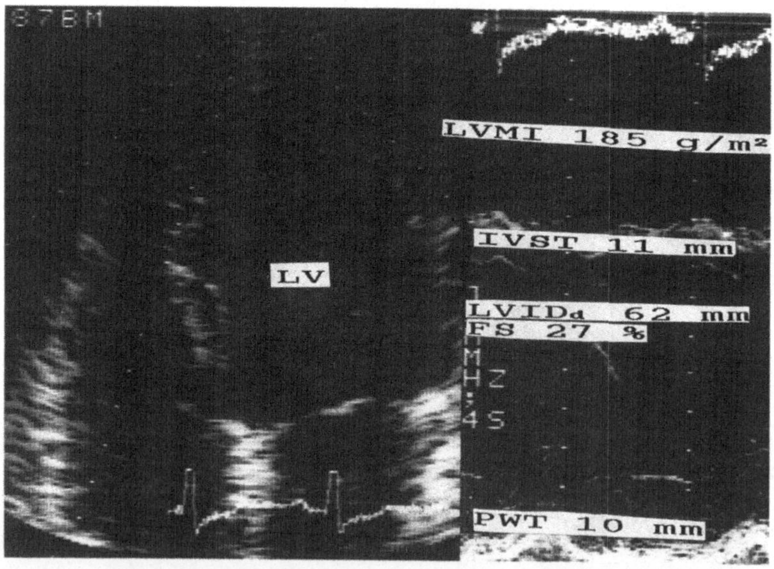

Abb. 54 zeigt den Übergang eines Hochdruckherzens zum Stadium III mit erweiterter enddiastolischer Dimension, nur grenzwertigen Wanddicken und bereits reduzierter Fractional Shortening

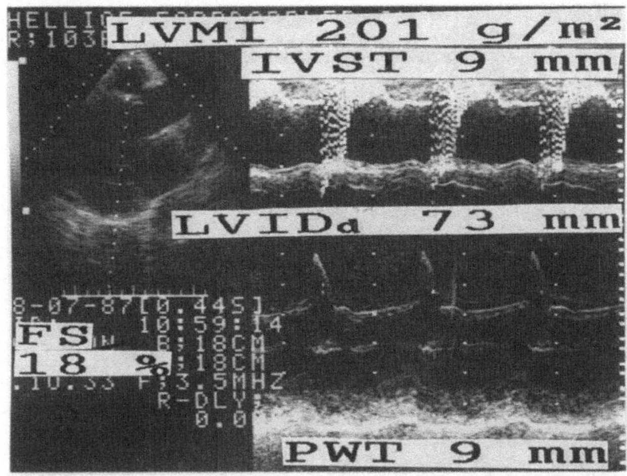

Abb. 55 zeigt das Vollbild eines Stadiums III mit deutlich erweiterter enddiastolischer Dimension und einer herabgesetzten Fractional Shortening von 18%. Trotz der normalen Wanddicken ist der linksventrikuläre Muskelmassenindex mit 201 g/m² deutlich erhöht

Der am Anfang der Hochdruckentwicklung adaptative, „kompensatorische" Prozeß der Wandhypertrophie zur Aufrechterhaltung einer normalen systolischen Funktion des Herzens (Abb. 50) wird aber erkauft durch zwei frühzeitig nachweisbare pathophysiologische Abläufe, die zum Teil direkt in Abhängigkeit vom Ausmaß der Linksherzhypertrophie, aber auch unabhängig voneinander den Übergang in das Stadium II und III des Hochdruckherzens begünstigen können.

Bei Vorliegen einer linksventrikulären Hypertrophie Hochdruckkranker kommt es aufgrund einer erhöhten Steifigkeit, aber auch reduzierter myokardialer Relaxation des linken Ventrikels (Abb. 22) zu einer reduzierten frühdiastolischen Füllung [29, 99, 141, 179, 218]. Dabei besteht bei nicht dilatiertem linken Ventrikel eine enge Korrelation zwischen der linksventrikulären Muskelmasse und der diastolischen Funktionsstörung [99]. Allerdings kann selbst ohne das Vorliegen einer LVH [52, 99] eine gestörte diastolische Funktion nachgewiesen werden, so daß es sich hierbei um eine sehr frühe Manifestation des Hochdrucks handeln kann (Abb. 56). Bei zuvor unbehandelten Hochdruckpatienten unter 50 Jahren wiesen über 20% eine diastolische Funktionsstörung auf, ohne daß eine linksventrikuläre Hypertrophie nachweisbar war [183]. Auf der anderen Seite läßt sich bei manchen Patienten trotz ausgeprägter Wanddickenzunahme (Abb. 57) keine diastolische Funktionsstörung nachweisen.

In der Goldblatt-hypertensiven Ratte konnte gezeigt werden [17], daß grundsätzlich die myokardiale Distensibilität reduziert war und daß die erhöhte Steifigkeit des Muskels bereits vor Auftreten der Zunahme des Bindegewebes nachweisbar war. Dies läßt vermuten, daß der erhöhte Ruhetonus durch einen aktiven Prozeß, z.B. eine Restaktivität des kontraktilen Appara-

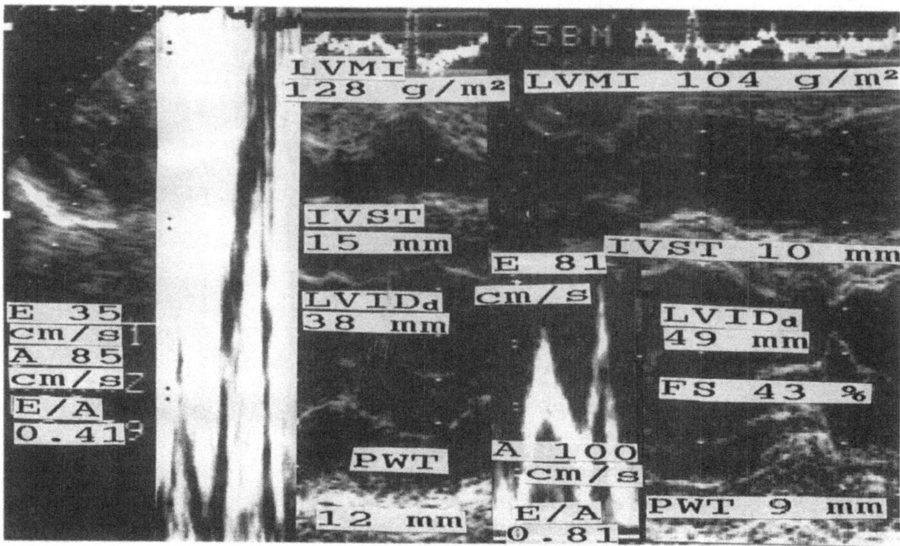

Abb. 56 zeigt eine deutlich gestörte diastolische Funktion bei einem E/A von 0,41 (links) bei einem hypertrophierten Herzen mit einem LVMI von 128 g/m². Aber auch bei nur grenzwertig bzw. leicht erhöhtem LVMI kann bereits eine gestörte diastolische Funktion vorliegen (rechts)

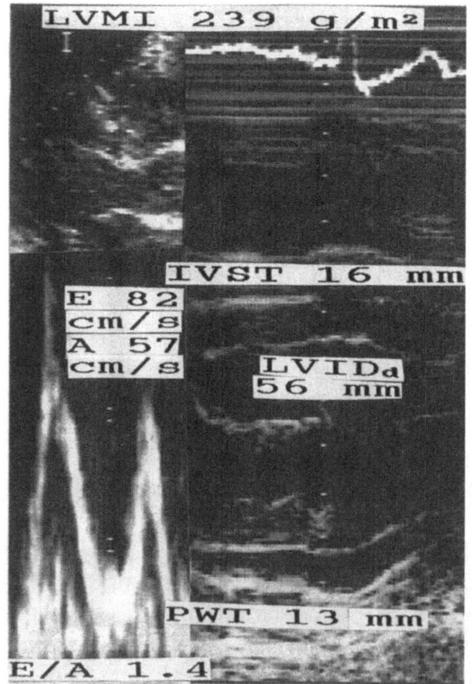

Abb. 57 zeigt, daß eine linksventrikuläre Hypertrophie mit deutlich erhöhtem LVMI von 239 g/m² nicht konsekutiv zu einer gestörten diastolischen Funktion führen muß

tes in der Diastole hervorgerufen wird. Auf der anderen Seite war die myokardiale Steifigkeit in der frühen Phase der Hypertrophie bei genetisch bedingter (SHR) oder durch Schwimmtraining [100] induzierter LVH nicht erhöht, so daß nicht jede Form der Hypertrophie mit einer reduzierten myokardialen Distensibilität einhergeht.

Trotz der in der Dopplerechokardiographie nachweisbaren Reduktion der maximalen schnellen Füllungswelle (A-Welle) kann zunächst aufgrund einer verstärkten Vorhofkontraktion eine global normale diastolische Funktion trotz abnormalen Füllungsverhaltens vorliegen. Schon unter physiologischen Bedingungen wird die diastolische Dauer mit ansteigender Herzfrequenz verkürzt, und die Vorhofkontraktion folgt unmittelbar der schnellen Füllungsphase bzw. fällt in diese und stellte deshalb einen wichtigen kompensatorischen Mechanismus zur Aufrechterhaltung des Herzminutenvolumens vor allen Dingen unter Belastung dar. Unter pathophysiologischen Bedingungen ist es deshalb gut verständlich, daß ein adäquates Herzzeitvolumen bei vorliegender frühdiastolischer Füllungsstörung nicht mehr aufrechterhalten werden kann, wenn die Vorhofaktion nicht mehr in der Lage ist, kompensierend einzugreifen. In diesem Falle wird ein Anstieg eines Herzzeitvolumens nur über die Erhöhung des pulmonalvenösen Drucks möglich, und es kommt zum Bild der Stauungssymptomatik. Vor allen Dingen bei Herzen mit großen Wanddikken und kleinem Cavum sowie deutlicher gestörter diastolischer Funktion kann es dann zu einem Linksherzversagen mit Lungenoedem kommen [237].

Fällt die Vorhofkontraktion als „Verstärkerpumpe" aus und kommt es zu einem deutlich erhöhten pulmonalvenösen Druck, so kann trotz schwer gestörter diastolischer Funktion eine normale Füllungsdynamik im Dopplerflußprofil resultieren (Abb. 58).

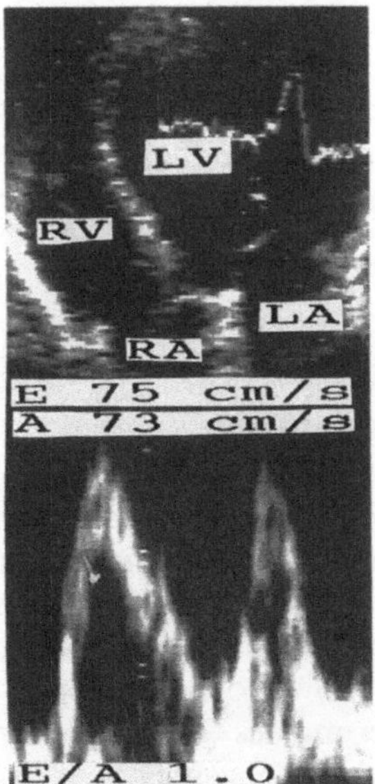

Abb. 58. Bei gestörter Vorhofkontraktion und deutlich erhöhtem pulmonal venösem Druck kann trotz schwer gestörter diastolischer Funktion eine normale Füllungsdynamik im Dopplerflußprofil resultieren

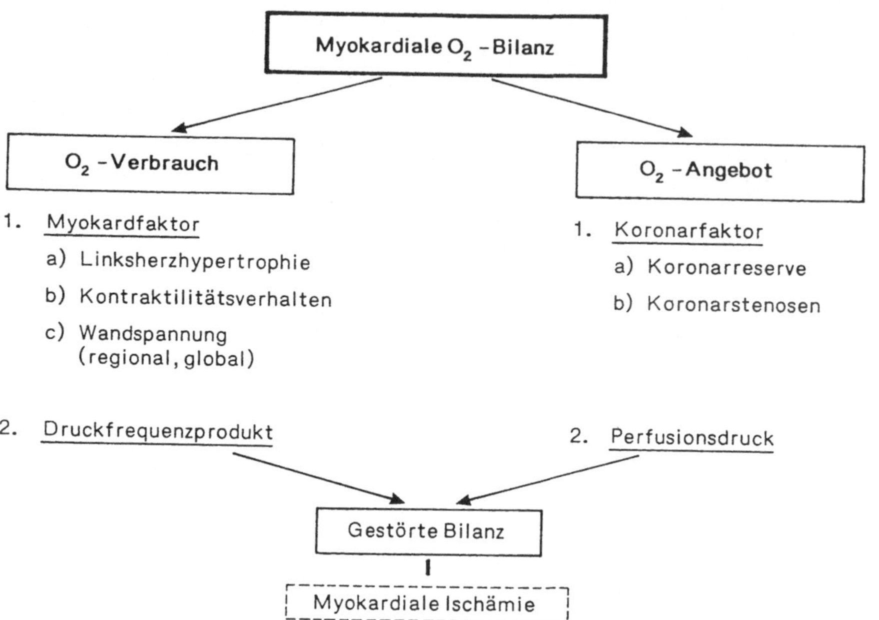

Abb. 59. Bestimmende Parameter der myokardialen O_2-Bilanz unter besonderer Berücksichtigung der Hochdruckerkrankung (weitere Erläuterung s. Text)

Zum anderen kommt es schon zum Zeitpunkt des Adaptionsprozesses bezüglich der Wandspannung und der Kontraktilität (Abb. 50) zu einer Zunahme des myokardialen O_2-Verbrauches aufgrund der vermehrten Muskelmasse des linken Ventrikels [223], als auch zu einem reduzierten Sauerstoffangebot aufgrund einer eingeschränkten Koronarreserve bzw. Vorliegen einer koronaren Herzerkrankung. Hieraus kann eine deutlich gestörte myokardiale O_2-Bilanz im Sinne einer Ischaemiereaktion in Ruhe, aber vor allen Dingen unter körperlicher Belastung mit konsekutiv gestörter Pumpfunktion resultieren (Abb. 61).

2.2 Myokardiale O_2-Bilanz bei Hypertonie und deren klinische und prognostische Bedeutung

Unter physiologischen Bedingungen ist auf Meereshöhe die O_2-Bilanz des Herzens stets ausgeglichen und selbst bei maximalem Herzzeitvolumen nicht leistungsbegrenzend. Das heißt, der unter maximaler Belastung gesteigerte O_2-Verbrauch, der im wesentlichen vom Druckfrequenzprodukt (systolischer Blutdruck mal Herzfrequenz) und der Kontraktilität sowie der Wandspannung bestimmt wird, kann durch eine adäquate Steigerung des O_2-Angebotes durch Erhöhung des koronaren Perfusionsdrucks sowie gleichzeitige koronare Dilatation voll kompensiert werden (Abb. 59). Liegt jedoch eine arterielle Hypertonie vor und sind bereits hochdruckbedingte Veränderungen des Herzens nachweisbar, so besteht die Gefahr, daß bei Belastung die O_2-Bilanz im Sinne einer Myokardischaemie gestört ist, und zwar multifaktoriell.

2.2.1 Myokardialer O_2-Verbrauch bei Hypertonie

Zunächst zu den Faktoren, die bei Hypertonikern den O_2-Verbrauch im Vergleich zu Normotonikern erhöhen. Aufgrund der dynamischen Regulation des Blutdruckes ist es nicht überraschend, daß es im Verlauf alltäglicher körperlicher und emotionaler Belastungen zu ausgeprägten Blutdruckanstiegen kommt, die weit über das Ausmaß des Ruheblutdruckes, aber auch des Belastungsblutdruckes normotensiver Personen hinausgehen [8, 60, 61, 125]. So beschrieben Bachmann et al. [8] das Verhalten von 20 Hochdruckkranken, deren mittlerer Stehdruck von 163/103 mm Hg schon beim Spazierengehen auf 214/112 mm Hg und beim Treppensteigen in den 4. Stock sogar auf 240/126 mm Hg anstieg. Das Ausmaß dieser Blutdruckanstiege wird besonders deutlich, wenn man zum Vergleich die Werte des Normalkollektivs beim Spazierengehen und Treppensteigen mit 144/87 mm Hg bzw. 169/93 mm Hg betrachtet. Diese bei Hypertonikern während Alltagsbelastungen deutlich überschießenden systolischen Blutdruckanstiege führen im Zusammenwirken mit den ebenfalls überschießenden Herzfrequenzanstiegen [59] zu einem ausgeprägten Anstieg des Doppelproduktes als zuverlässiges Maß für den myokardialen O_2-Verbrauch. Schon bei niedrigen Belastungen ergeben sich hieraus bei Grenzwerthypertonikern und bei Patienten mit milder Hypertonie Steigerungen des myokardialen O_2-Verbrauchs zwischen 20 und 40% [59, 61].

Weitere wichtige Determinanten des myokardialen O_2-Verbrauchs bei Hypertonie sind zum einen das Ausmaß der linksventrikulären Muskelmasse, die frühzeitig zunimmt und mehr als das Doppelte der linksventrikulären Muskelmasse normotensiver Personen erreichen kann (Kap. 1.2.1; 2.1). Zum anderen die sich im weiteren Verlauf einstellende Abnahme der myokardialen Kontraktilität. Das heißt, je größer die Ausprägung der linksventrikulären Muskelmasse und je schlechter die Kontraktilität bzw. je größer die Wandspannung ist, desto höher ist der myokardiale O_2-Verbrauch [223].

2.2.2 Myokarddurchblutung und O_2-Angebot bei Hypertonie

Unter physiologischen Bedingungen wird bei erhöhtem O_2-Bedarf die Myokarddurchblutung durch Steigerung des Perfusionsdrucks, der dem diastolischen Blutdruck entspricht und durch gleichzeitige Vasodilatation des Koronarsystems erhöht und hierdurch das O_2-Angebot adäquat gehalten. Schon in einem frühen Hypertoniestadium kommt es jedoch zu Anpassungen der Koronargefäße an den erhöhten Druck (Abb. 60) mit erhöhtem koronaren Gefäßwiderstand und eingeschränkter Koronarreserve, und erst in einem späteren Stadium zu einer Makroangiopathie mit haemodynamisch wirksamen

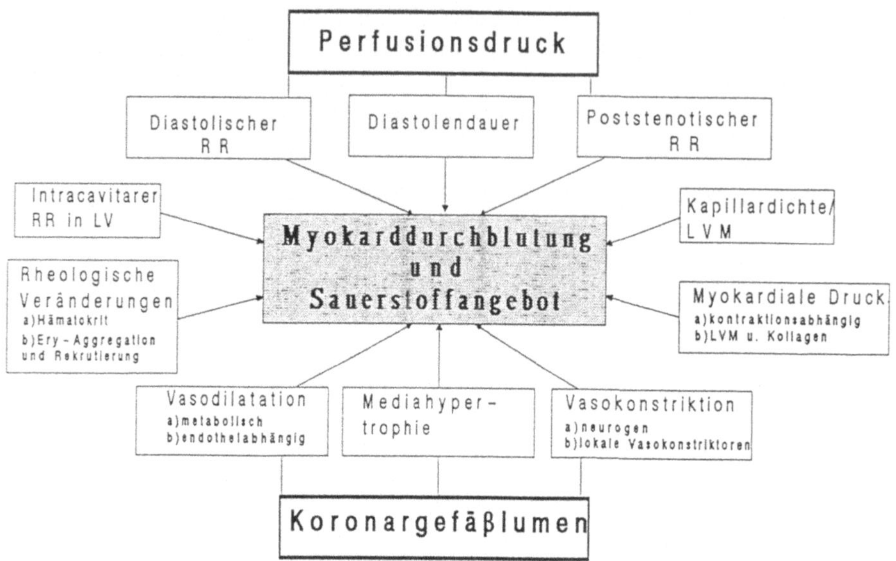

Abb. 60. Bestimmende Faktoren der Myokarddurchblutung unter besonderer Berücksichtigung des Perfusionsdrucks und des Koronargefäßlumens

Koronarstenosen. Nach Strauer [223] ist die pharmakologisch bestimmbare Koronarreserve des linken Ventrikels bei kompensierten Hypertonikern ohne KHK auf 72% der Norm und mit KHK auf 42% der Norm herabgesetzt. So ist bei Hypertonikern mit LVH und normalem Koronarangiogramm in 50–70% der Fälle mit Angina pectoris zu rechnen. An der Einschränkung des O_2-Angebotes sind auch die großen epikardialen Gefäße beteiligt, die zwar im hypertrophierten Ventrikel absolut erweitert sind, aber nicht proportional zur Muskelmasse [148].

Beim Hund mit renaler Hypertonie läßt sich bereits nach 6 Wochen eine signifikante Dickenzunahme der Media der großen Koronargefäße nachweisen [234]. Die reduzierte Koronarreserve, d.h. das Unvermögen, die Koronardurchblutung und damit das O_2-Angebot durch Vasodilatation adäquat zu steigern, wird jedoch hauptsächlich bedingt durch eine Mediahypertrophie in den kleinen Koronararterien, die sich dem angiographischen Nachweis entziehen. Schwartzkopff et al. [209] konnten zeigen, daß bei Kaninchen die Stenosierung der Aorta schon nach 21 Tagen nicht nur zu einer 40%igen Zunahme des Herzgewichtes, sondern auch zu einer signifikanten Zunahme der kreisrunden Wandfläche (überwiegend Verbreiterung der Media) um 47–56% in den verschiedenen Gefäßregionen führte, die nach weiteren 21 Tagen und erfolgter Druckentlastung ebenso wie das zuvor bis 110% erhöhte perivasale Kollagen vollständig reversibel war. Dabei war von besonderem Interesse, daß die Mediahypertrophie der Gefäße nicht nur im linken Ventrikel und im Septum, sondern auch in gleicher Weise im rechten Ventrikel nachweisbar war, woraus die Autoren schlossen, daß die Mediahypertrophie nicht durch die vermehrte Druckbelastung des linken Ventrikels, sondern nur durch den intravasalen Druck bzw. Koronarperfusionsdruck bestimmt wird. Dieses wurde von Frenzel et al. [76] auch an postmortalen Herzen von Hochdruckkranken nachgewiesen. Diese zeigten im Vergleich zum Kontrollkollektiv eine vergrößerte Wand-/Lumenrelation im linken und rechten Ventrikel sowie im Septum auf, und zwar im Bereich der kleinen, mittleren und großen intramyokardialen Arterien. Es werden noch weitere Mechanismen diskutiert, die einer nötigen Steigerung der Myokarddurchblutung bei Hochdruckkranken entgegenwirken können. Im Tierexperiment wurden von Lüscher et al. [144] gezeigt, daß die endothelabhängige Relaxation der Koronargefäße bei den meisten hypertensiven Tiermodellen reduziert ist und interessanterweise bei salzsensitiven Ratten durch Antihypertensiva normalisiert werden kann. Die Senkung des Blutdrucks könne die normale Endothelfunktion dadurch wieder herstellen, daß strukturelle subendotheliale Veränderungen zurückgeführt werden und dadurch der Transit von endothelabhängigen Vasodilatatoren (z. B. EDRF) zur glatten Gefäßmuskulatur erleichtert wird. Daß eine gestörte Endothelfunktion z. T. auch für die eingeschränkte Koronarreserve bei Hypertonikern verantwortlich gemacht werden kann, dafür sprechen auch Untersuchungen von Vogt et al. [242] bei Hochdruckkranken mit unauffälligem Koronarangiogramm, aber eingeschränkter Koronarreserve und Angina pectoris sowie ST-Streckensenkungen. Nach intrakoronarer Infusion von Acetylcholin kam es bei 10 von 15 Patienten nicht zu der sonst zu erwartenden Zunahme der koronaren Durchblutung, bei 3 sogar zu einer paradoxen koronaren Vasokonstriktion, was für eine diffus gestörte Endothelfunktion möglicherweise in den epikardialen Koronararterien spricht. Liegen bereits arteriosklerotische Veränderungen der Koronararterien vor, so läßt sich an diesen Stellen ebenfalls durch Acetylcholin, aber auch durch den Coldpressor-Test eine Vasokonstriktion, in normalen Gefäßen jedoch eine Dilatation erzielen [262].

Der Koronargefäßradius und somit das Ausmaß der Vasodilatation bzw. Konstriktion wird aber auch bestimmt von metabolischen Faktoren, endothelabhängigen lokalen Vasokonstriktoren (z. B. Thromboxan, Serotonin), von der neurogenen Kontrolle über Alpha- und Betarezeptoren und möglicherweise dem antinatriuretischen Faktor [45].

Unabhängig von Veränderungen der Koronargefäße kann die eingeschränkte Myokarddurchblutungszunahme auch durch eine relativ reduzierte Kapillardichte im Myokard hervorgerufen werden, da das Kapillarbett im Verhältnis zur Muskelmassenzunahme sich nicht proportional entwickelt. Darüber hinaus könnte der Koronarwiderstand durch den extravasalen myokardialen Druck erhöht und die Durchblutung eingeschränkt werden. Dieses geschieht zum einen kontraktionsabhängig in der Systole (deshalb nur Fluß in der Diastole), zum anderen könnten auch die erhöhte linksventrikuläre Muskelmasse und der erhöhte Kollagengehalt einen Beitrag leisten. Auch jede Erhöhung des intrakavitären Drucks im linken Ventrikel wirkt der Myokarddurchblutung, vor allen Dingen subendokardialer Regionen, entgegen.

Aber auch rheologische Veränderungen können die Mikrozirkulation stören [200]. Das abnorme Fließverhalten des Blutes wird dabei bestimmt durch die Viskositätszunahme des Plasmas bzw. eine Viskositätsabnahme bzw. Aggregationszunahme der Erythrozyten. Weitere Determinanten für das Fließverhalten sind die Leukozyten, aber vor allen Dingen auch unter Berücksichtigung des Gefäßendothels die Blutplättchen. So können z. B. Thromboxan A 2 und Serotonin in der koronaren Mikrozirkulation über eine Vasokonstriktion eine lokale Ischaemie hervorrufen.

Bei Patienten mit KHK, Angina pectoris und ST-Streckensenkung kam es nach Belastung zu einem Anstieg der plättchenspezifischen Proteine (Betathromboglobulin und Plättchenfaktor IV), so daß möglicherweise die Mikrozirkulationsstörung auch unter Beteiligung der Thrombozyten zustandekommen kann. Tillmanns et al. [233] untersuchten die myokardiale Mikrozirkulation bei Ratten mit renaler Hypertonie und LVH. Im Vergleich zu Kontrolltieren ließ sich eine signifikante Zunahme der Distanzen plasmaperfundierter Kapillaren nachweisen. Auch war die Volumen-Oberflächen- und Längendichte der Kapillaren bei LVH-Ratten im Vergleich zu Kontrollgruppen um 20% vermindert. Unter Hypoxie war bei den Ratten mit LVH die Zunahme des kapillären Erythrozytengehalts um 33% gegenüber den Kontrolltieren vermindert. Für das Auftreten von Angina pectoris bei Patienten mit LVH und normalem Koronarangiogramm scheint somit möglicherweise zusätzlich zur verminderten Kapillardichte auch eine Abnahme der Erythrozytenrekrutierung in plasmafundierten Kapillaren verantwortlich zu sein.

Bewertet man alle die in der Abb. 60 zusammengestellten Faktoren bezüglich ihrer pathophysiologischen Aussage im Hinblick auf die eingeschränkte Myokarddurchblutungssteigerung, so scheint nach dem jetzigen Wissensstand die Mediahypertrophie der Koronargefäße von zentraler Bedeutung zu sein. Früher wurde die eingeschränkte Koronarreserve Hochdruckkranker ursächlich und hauptsächlich durch die Muskelmassenzunahme des linken Ventrikels erklärt, zumal von Marcus et al. [148] eine reduzierte Koronarreserve auch bei Patienten mit Aortenstenose und linksventrikulärer Hypertrophie nachgewiesen werden konnte. Brush et al. [15] konnten jedoch bei 12 Hochdruckkranken mit unauffälligem Koronarangiogramm und ohne das Vorliegen einer linksventrikulären Hypertrophie, aber Angina pectoris während elektrischer Stimulation des Herzens, einen im Vergleich zum Kontrollkollektiv signifikant geringeren Anstieg des Koronarflusses (48 versus 83%) nachweisen, der zu einer myokardialen Ischaemiereaktion mit Laktatproduktion führte. Auch Opherk et al. [174] fanden bei 16 Hochdruckkranken mit unauffälligem Koronarangiogramm, aber eingeschränkter Koronarreserve, keine Korrelation zwischen Koronarwiderstand nach Gabe von Dipyridamol und dem Ausmaß der linksventrikulären Muskelmasse. Auch nach den eigenen Untersuchungen [71] und denen von Scheler et al. [203] ließ sich keine Korrelation zwischen Mikroangiopathie und dem Ausmaß der LVM nachweisen.

Die Mikroangiopathie der Koronargefäße scheint somit eine sich von LVH unabhängig entwickelnde, eigenständige Folgeerkrankung der Hypertonie zu sein, die sich vor allen Dingen in Abhängigkeit von der Höhe des koronaren Perfusionsdrucks entwickelt, wie die bereits erwähnten Befunde zeigen. Dies beantwortet auch die von Marcus et al. [148] aufgeworfene Frage, warum Patienten mit einer sich im Rahmen einer Volumenbelastung bei Aorteninsuffizienz entwickelnden linksventrikulären Hypertrophie seltener über Angina pectoris klagen als Patienten mit druckbelasteten Herzen bei Aortenstenose. Bei dem niedrigen Koronarperfusionsdruck im Rahmen einer Aorteninsuffizienz ist die Entwicklung einer Mediahypertrophie sehr unwahrscheinlich (eher gegen regulatorische Erweiterung), wogegen bei der Aortenstenose von einem deutlich höheren koronaren Perfusionsdruck auszugehen ist, vor allen Dingen dann, wenn bereits die Peripherie der großen Widerstandsgefäße eng gestellt ist und somit auch der Aortendruck erhöht ist.

Die Störung der Koronarreserve trotz unauffälligem Koronarangiogramm kann bei Hypertonikern so ausgeprägt sein, daß die Patienten über typische pectanginöse Beschwerden klagen und signifikante ST-Streckensenkungen im Belastungs-EKG [71, 223] bzw. im Langzeit-EKG [203] aufweisen. Daß diese Veränderungen auch im Sinne einer echten Hypoxiereaktion zu werten sind und es sich nicht um falsch positive EKG-Veränderungen handelt, konnte gerade an 17 koronarangiographisch unauffälligen Hypertonikern mit ST-Streckensenkungen und Angina pectoris nachgewiesen werden [71]. Trotz unauffälliger linksventrikulärer Funktion in Ruhe (aufgrund der Echokardiographie und der invasiven Druckmessung) ließ sich bei diesen Hypertonikern bei gleichzeitiger ST-Streckensenkung und Angina-pectoris-Symptomatik ein ausgeprägter Anstieg des pulmonalkapillären Verschlußdrucks im Sinne einer linksventrikulären Funktionsstörung schon auf einer niedrigen Leistungsstufe von 50 bzw. 75 Watt nachweisen, die sich von einem altersentsprechenden Kollektiv mit angiographisch gesicherter koronarer Herzerkrankung nicht unterschied (Abb. 61). Daß dieser Anstieg des PCP$_m$ nicht im wesentlichen als Ausdruck der linksventrikulären Hypertrophie bzw. einer gestörten diastolischen Funktion im Sinne einer Compliance-Störung zu werten ist, läßt sich zum einen dadurch erhärten, daß keine signifikante Beziehung bestand zwischen dem Ausmaß der LVH und dem Anstieg des PCP$_m$. Zum anderen wurden von Francis et al. [57] bei 17 Hypertonikern mit mittelgradiger Hypertonie und LVH, aber ohne zusätzliche Hinweise für eine myokardiale Ischaemie (unauffällige ST-Strecke), eine normale linksventrikuläre Funktion (Anstieg der linksventrikulären Ejektionsfraktion um mindestens 5% und normale regionale Wandbewegung) nachgewiesen. Auch nach Strauer [223] ist bei kompensiertem Hochdruckherz und normalem Koronarangiogramm der linksventrikuläre enddiastolische Druck je nach linksventrikulärer Hypertrophie im Vergleich zu Normalpersonen auch bei Belastung normal oder nur gering erhöht. Auf der anderen Seite konnten Nava Lopez et al. [171] bei 23 Hypertonikern (mittleres Alter 47 Jahre) mit Angina pectoris und ST-Streckensenkung, aber unauffälligem Koronarangiogramm, bei allen Patienten ein pathologisches Thallium-Szintigramm nachweisen, was mit den Untersuchungen von Dunn et al. [47] übereinstimmt. Ein Follow-up nach 2 Jahren zeigte für diese Patienten unter der Behandlung mit Calziumantagonisten eine insgesamt gute Prognose. 18 Patienten waren jetzt asymptomatisch, 4 hatten eine

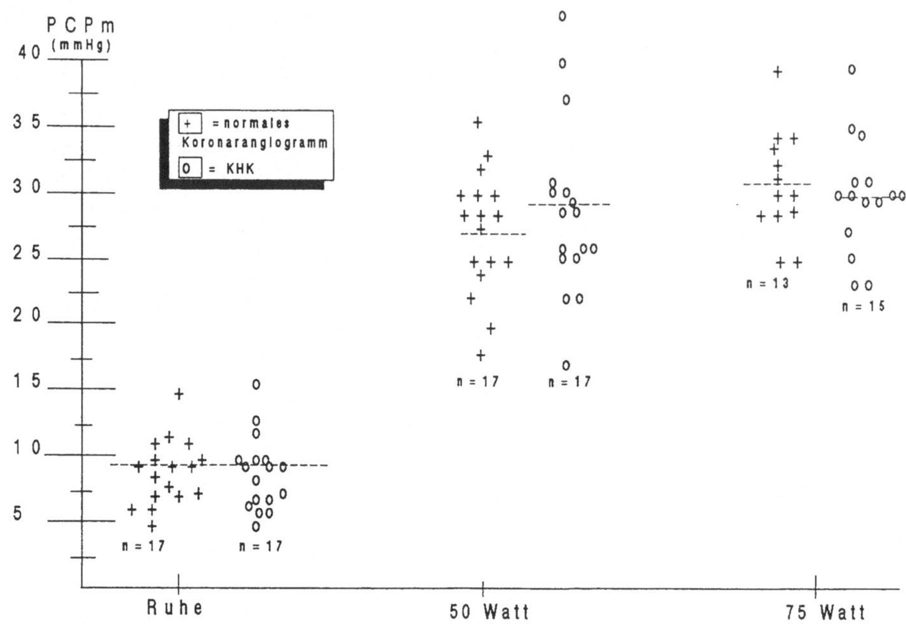

Abb. 61. Pulmonal-kapillärer Verschlußdruck (PCP_m) in Ruhe sowie während der Ergometrie bei 50 und 75 Watt, und zwar für Patienten, die im Belastungs-EKG eine signifikante ST-Streckensenkung und Angina pectoris aufwiesen und entweder (Gruppe 1) ein normales Koronarangiogramm (Mikroangiopathie) oder aber (Gruppe 2) eine KHK aufwiesen

stabile, belastungsabhängige Angina pectoris, nur 1 Patient litt unter einer instabilen Angina pectoris.

Von den von Scheler et al. [203] untersuchten 35 Hypertonikern mit unauffälligem Koronarangiogramm (mittleres Alter 54,6 Jahre) wiesen 16 eine Ischaemiereaktion im 24-Stunden-Langzeit-EKG (zu 95% stumm) auf, von denen 8 ebenfalls ein positives Belastungs-EKG aufwiesen. Im Vergleich zu den 19 Hypertonikern ohne ST-Streckensenkung ergab sich kein signifikanter Unterschied in der linksventrikulären Muskelmasse, aber eine erhöhte Wandspannung bei exzentrischer Hypertrophie. Dies führte die Autoren zu dem Schluß, daß die myokardiale Ischaemie vor allen Dingen durch Blutdruckspitzen, die die Wandspannung und den O_2-Verbrauch zusätzlich erhöhen, hervorgerufen würden. Hypertoniker mit ST-Streckensenkung im 24-Stunden-Langzeit-EKG hatten aber auch im Vergleich zu denen ohne ST-Streckensenkung eine fast um 50% eingeschränkte Koronarreserve [204], so daß sicher beide pathophysiologischen Abläufe an der Myokardischaemie beteiligt sein dürften. Über ähnliche Ergebnisse berichteten auch Nunberger et al. [173], die bei 14 von 25 Hypertonikern Ischaemien im Langzeit-EKG (davon auch 10 im Belastungs-EKG) nachweisen konnten, trotz unauffälligem Koronarangiogramm. Durch eine 2- bis 3wöchige antihypertensive Therapie konnte eine fast 50%ige und signifikante Abnahme der Ischaemieepisoden erreicht werden, was bei der kurzen Therapiedauer nur durch die Druckentlastung des linken Ventrikels und die Senkung des O$_2$-Verbrauchs erklärt werden kann. Die Ergebnisse zeigen darüber hinaus durch ihre Reversibilität, daß ST-Streckensenkungen Hochdruckkranker im Langzeit-EKG nicht LVH-abhängige Artefacte der ST-Strecke darstellen, sondern Ischaemieepisoden widerspiegeln.

Bei der Makroangiopathie liegt die Einschränkung des O$_2$-Angebotes je nach Zahl und Grad der Stenosierung auf der Hand. Bei haemodynamisch wirksamen Stenosen wird das Ausmaß der regionalen Ischaemie auch von der Höhe des poststenotischen Perfusionsdrucks (Abb. 60) mitbestimmt. Wird z. B. der systemische Blutdruck in Ruhe und bei Belastung unter der Vorstellung der O$_2$-Einsparung zu stark gesenkt und damit auch der Perfusionsdruck, so kann die regionale Durchblutung hinter der Stenose überproportional abnehmen. Hinzu kommt, daß die normale Erweiterung des Koronarlumens auf 123% des Basiswertes während Belastung, im Bereich von Stenosen auf 71% des Wertes unter Ruhebedingungen abnimmt [80]. Interessanterweise kann diese belastungsabhängige Zunahme der Koronarstenose durch vorherige interkoronare Gabe von Propanolol, aber auch von Nitro auf 122% angehoben werden.

Wichtig ist jedoch festzustellen, daß bei Hypertonikern mit normaler oder nur gering eingeschränkter Koronarreserve und linksventrikulärer Hypertrophie die myokardiale O$_2$-Bilanz durch eine antihypertensive Therapie immer dann verschlechtert werden kann, wenn die durch die medikamentöse Behandlung erzielte Blutdrucksenkung nicht durch eine entsprechende Abnahme der linksventrikulären Muskelmasse begleitet ist [229]. Untersuchungen von Wicker et al. [251] zeigen, daß das Ausmaß der Koronarreserve bestimmt wird durch das Verhältnis zwischen koronarem Perfusionsdruck und linksventrikulärer Muskelmasse. Wenn diese beiden Variablen durch eine antihypertensive Therapie dissoziiert werden, so verändert sich entsprechend die Koronarreserve. Das heißt, wurde nur der Blutdruck gesenkt, ohne begleitende Reduktion der LVH, so nahm die Koronarreserve ab.

2.2.3 Prognostische Bedeutung und O$_2$-Bilanz

Daß solche Überlegungen von klinischer Relevanz sind, belegen auch Untersuchungen von Boden et al. [13], die im Verlauf eines Jahres nach einem Nicht-Q-Infarkt zeigen konnten, daß die Prognose jener Patienten mit zusätzlicher LVH signifikant schlechter war im Vergleich zu Patienten mit normaler linksventrikulärer Muskelmasse. Wie wichtig gerade das Verhältnis zwischen Koronarreserve bzw. ausreichender Koronardurchblutung und dem Ausmaß der linksventrikulären Muskelmasse ist, läßt sich sowohl tierexperimentell als auch am Menschen zeigen. Koyanagi et al. [123] konnten bei Hunden mit renaler Hypertonie und milder linksventrikulärer Hypertrophie zeigen, daß eine plötzliche Koronarokklusion sowohl zu einem im Vergleich zu Kontrolltieren signifikant häufigeren plötzlichen Herztod als auch zu einem größeren Infarktareal führte. Zu ähnlichen Ergebnissen kam auch Dellsberger [30], der zeigen konnte, daß bei Tieren mit LVH ein akuter Koronarverschluß zu einem 3,5fachen Anstieg der Mortalität und zu einer 35%igen Vergrößerung des Myokardareals führte. Wurde in einer anderen Versuchsanordnung den Tieren mit LVH vor der Okklusion Metoprolol verabreicht, so wurde die Mortalitätsrate von 65% auf 17% gesenkt (27% in der Kontrollgruppe), was durch die Gabe von Enalapril mit 53% bei weitem nicht erreicht wurde.

Wie bereits erwähnt, kann durch die durch Antihypertensiva bewirkte zu starke Senkung des diastolischen Blutdrucks (und damit des koronaren Perfusionsdrucks) bei Hypertonikern und besonders bei solchen mit gleichzeitiger KHK und/oder LVH eine myokardiale Ischaemie erzeugt werden. Unter physiologischen Bedingungen sorgt die Autoregulation des koronaren Gefäßbettes dafür, daß Veränderungen des Perfusionsdruckes im Bereich von 60–140 mm Hg zu keiner Änderung des Flows führen. Oberhalb und unterhalb nimmt der Fluß nahezu linear zu bzw. ab. Ähnlich der Autoregulation der cerebralen Durchblutung kann es jedoch im Verlauf der Hypertonie zu einer Verstellung dieses autoregulatorischen Bereiches nach oben kommen, so daß eine akute Blutdruckabsenkung unterhalb des nun erhöhten unteren Bereichs (z. B. 70–90 mm Hg) zu einer starken Abnahme des Flusses führt. Beim Hund konnten Harrison et al. [93] zeigen, daß bei Hypertonie und LVH eine ausgeprägte Störung des unteren Bereichs der subendokardialen Autoregulation vorliegt. Im Vergleich zu dem normalen Herzen wurde jeder Abfall des Blutdrucks mit einem entsprechend größeren Abfall der Myokarddurchblutung im hypertrophierten Ventrikel beantwortet und führte zu subendokardialen Ischaemien und Infarkten. Die über diesen Mechanismus verursachte Ischaemie führte über die linksventrikuläre Funktionsstörung mit Anstieg des enddiastolischen Drucks im linken Ventrikel zu einer weiteren Verschlechterung des subendokardialen Flows.

So ist es nicht überraschend, daß die Framingham-Studie [107] zeigte, daß die Manifestationen einer KHK bei Patienten mit Hypertonie und LVH schwergradiger sind. In dieser Patientengruppe war im Vergleich zu solchen mit normaler Herzgröße und Blutdruck der Koronarverschluß assoziiert mit einer dreifach so hohen Rate an plötzlichem Herztod, dem Auftreten postinfarktbedingter Herzinsuffizienz und dem Auftreten von Herzrupturen.

Cruickshank [25, 26] hat sich mit der prognostischen Bedeutung der medikamentös induzierten diastolischen Blutdrucksenkung und der KHK-Mortalität bei Hypertonikern intensiv befaßt. Er wies darauf hin, daß in einer Vielzahl von Studien gezeigt werden konnte, daß die Lebenserwartung Hochdruckkranker um so besser war, je niedriger die durch die medikamentöse Behandlung erzielte Blutdruckeinstellung ausfiel. Allerdings wurden in diesen Studien (MRC Trial, Australian Trial, IPPPSH) Patienten mit symptomatischen Ischaemien ausgeschlossen. In seiner Übersicht [25] weist er jedoch darauf hin, daß in neueren Untersuchungen auch Patienten mit schwerer Hochdruckform und nachgewiesenen Ischaemien eingeschlossen wurden, und daß sich in diesen Studien übereinstimmend nachweisen ließ, daß eine zu starke

Absenkung des diastolischen Blutdrucks unter einen bestimmten Wert (J-curve, zwischen 85 und 95 mm Hg) zu einem Anstieg der Infarkte führte. Als die wahrscheinlichste Erklärung gab er an, daß Patienten mit höhergradigen Stenosen und/oder Hypertonie und LVH eine eingeschränkte Koronarreserve aufweisen und somit besonders empfindlich auf Absenkungen des Perfusionsdrucks reagieren können. Diese ist nach den von Klocke et al. [118] vorgelegten Untersuchungen sehr wahrscheinlich. Unter physiologischen Bedingungen können die Koronararterien durch Dipyridamol um das 5fache dilatiert werden, d. h., sie weisen einen Koronarreservefaktor von 5 auf. Liegt jedoch eine LVH vor, so ist dieser Wert bereits auf 3 reduziert, was einer 70%igen Stenose ohne LVH entspricht. Liegt eine 80%ige Koronarstenose mit LVH bzw. eine 95%ige Stenose ohne LVH vor, so ist die Koronarreserve praktisch aufgehoben. Diese bedeutet jedoch, daß jeder Abfall des Perfusionsdruckes (kann nicht mehr durch eine Dilatation der Koronargefäße kompensiert werden) zu einem Abfall der Koronardurchblutung und somit zu einer Ischaemie führen muß, da die O$_2$-Ausschöpfung im Myokard bereits unter Ruhebedingungen maximal ist. Kommt zusätzlich noch eine erhöhte Herzfrequenz hinzu und damit eine verkürzte Diastolendauer, so wird die Koronardurchblutung zusätzlich reduziert. Floras [54] erweiterte die von Cruickshank aufgestellte Hypothese insoweit, indem er darauf hinwies, daß durch zu starke Blutdrucksenkung bei Hypertonikern mit kritischen Stenosen und LVH ein Myokardinfarkt hervorgerufen werden könne, und zwar besonders durch die nächtlichen Hypotensionen (weiterer Abfall des diastolischen Blutdrucks um 25% im Vergleich zum Tagesprofil). Die Abb. 62 zeigt das 24-Stunden-Tagesprofil eines Patienten, bei dem durch die zweimalige Gabe (morgens und abends) von Nitrendipin die nächtlichen diastolischen Blutdruckwerte unter 60 mm Hg und somit in einen kritischen Bereich gesenkt wurden.

Floras [54] führt diese nächtlichen Hypotensionen als einen möglichen Grund dafür an, daß die Interventionsstudien zur Behandlung der arteriellen Hypertonie kein signifikant reduziertes Risiko für das Auftreten eines Myokardinfarktes erbrachte. So konnten Floras [54] einen signifikanten Anstieg der Häufigkeit und Dauer von stummen Ischaemien während der Nacht bei jenen Hochdruckkranken nachweisen, bei denen durch Antihypertensiva eine Hypotension hervorgerufen wurde. Im Gegensatz hierzu reduzierte die antihypertensive Behandlung die nächtlichen Ischaemiereaktionen bei jenen Patienten, deren diastolische Blutdrucke nicht tiefer als normal ausfielen.

Durch diesen Mechanismus könnten vor allen Dingen die Nicht-Q-Infarkte erklärt werden, wogegen die transmuralen Infarkte überwiegend durch eine akute Koronarthrombose bewirkt werden, deren Entstehung aber auch durch den niedrigen Fluß begünstigt wird. Hinterfragt man in diesem Zusammenhang, warum in den großen Interventionsstudien [18, 95, 164, 231] die antihypertensive Behandlung zwar die Gesamtzahl der kardiovaskulären Ereignisse und auch eine signifikante Abnahme der Schlaganfall- und Herzinsuffizienzrate zeigen konnte, aber nicht jedoch eine signifikante Reduktion der Morbidität und Mortalität an KHK, so müssen verschiedene Argumente gewertet werden. Zunächst läßt sich feststellen, daß ganz offensichtlich die

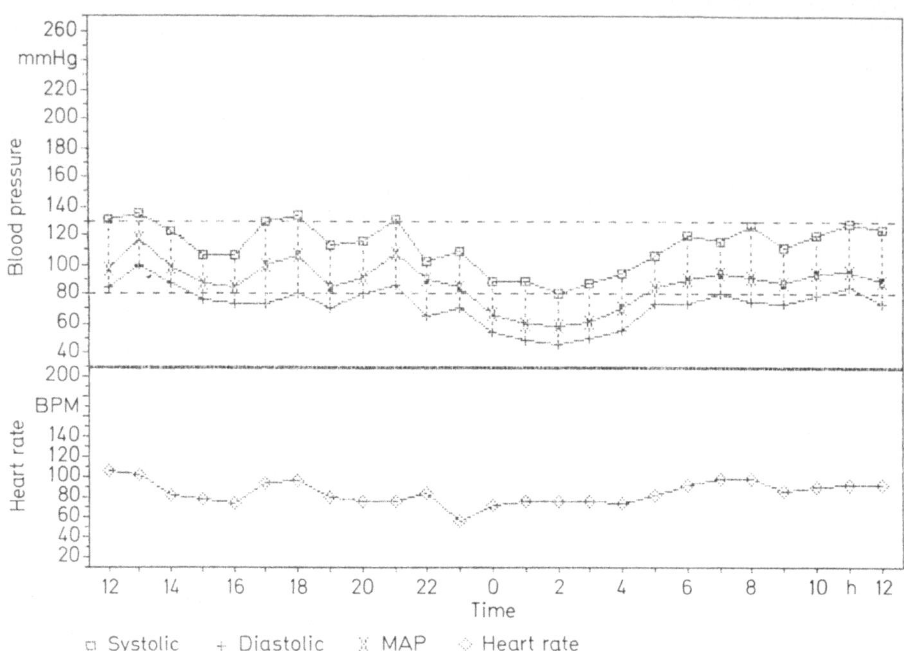

Abb. 62. 24-Stunden-Tagesprofil eines Patienten, bie dem durch die zweimalige Gabe (morgens und abends) von Nitrendipin der nächtliche diastolische Druck unter 60 mm Hg gesenkt wurde (weitere Erklärungen s. Text)

überwiegend „direkt druckvermittelten" Folgeerkrankungen wie Herzinsuffizienz und z. B. Apoplexie sich leichter verhindern lassen. Demgegenüber unterliegt die gestörte myokardiale O_2-Bilanz des Hochdruckherzens und deren medikamentöse Beeinflussung einem viel komplexeren Mechanismus (Erhöhung des O_2-Verbrauchs, Erniedrigung des O_2-Angebotes, akute Koronarthrombose). Neben der Möglichkeit, daß die zum Teil enttäuschenden Ergebnisse bezüglich der Koronarsterblichkeit Hochdruckkranker durch Antihypertensiva erklärt werden können durch die teilweise Einschließung des falschen Kollektivs (Patienten mit bereits bestehender Koronarstenose) bzw. die zu kurze Beobachtungsdauer [232], so rückt die Klärung einer wesentlichen Frage in den Vordergrund: Welche Faktoren sind bestimmend für die gestörte myokardiale O_2-Bilanz des Hochdruckherzens und somit für die Prognose, und werden diese durch die verschiedenen in Studien diesbezüglich untersuchten Antihypertensiva wirklich gleichstark beeinflußt? So wurden in den Interventionsstudien Diuretika überwiegend als Basisbehandlung eingesetzt, die trotz befriedigender Ruheblutdrucksenkung eine Linksherzhypertrophie nicht zurückführen können. Wie bereits angesprochen, resultiert hieraus bei Absenkung des Perfusionsdrucks und unveränderter linksventrikulärer Muskelmasse eine verschlechterte Koronarreserve. Auf der anderen Seite konnte bei Nichtrauchern im MRC-Trial [164] durch einen Betarezeptorenblocker eine signifikante Reduktion der koronaren Mortalität gezeigt werden. Auch in der jüngst publizierten Primärpraeventionsstudie (MAPHY [253]) konnte unter dem Betarezeptorenblocker Metoprolol im Gegensatz zum Diuretikum eine signifikante Reduktion der koronaren Mortalität Hochdruckkranker nachgewiesen werden. Diese Ergebnisse könnten u. a. erklärt werden durch eine multifaktoriell verbesserte myokardiale O$_2$-Bilanz unter der Therapie mit Metoprolol im Sinne einer Regression der LVH und möglicherweise der Mediahypertrophie der Koronargefäße sowie einer Senkung des myokardialen O$_2$-Verbrauchs, besonders auch unter Belastungsbedingungen. Daß sich im MRC-Trial bei Rauchern durch die Betablockade keine positiven Effekte nachweisen ließen, ist nicht überraschend, da durch die Blutdrucksenkung allein das bei Rauchern erhöhte Risiko für eine Koronarthrombose selbstverständlich nicht reduziert werden kann.

Die klinische Bedeutung des überhöhten systolischen Belastungsblutdrukkes dürfte besonders in diesem Zusammenhang ebenfalls außer Zweifel stehen. Patyna et al. [176] konnten in einer Vergleichsstudie an Patienten mit Zustand nach Myokardinfarkt nach 6,2 Jahren zeigen, daß jene Patienten, die bei der Eingangsergometrie überhöhte Belastungsblutdrucke und somit einen signifikant gesteigerten O$_2$-Verbrauch aufwiesen im Vergleich zu jenen mit normalem Belastungsblutdruck eine signifikant erhöhte Rate an akutem Herztod und Reinfarkten aufwiesen. In einer Nachfolgeuntersuchung über 9,2 Jahre an insgesamt 240 Patienten mit unkomplizierter arterieller Hypertonie beim Einschluß konnten Gosse et al. [85] zeigen, daß die Höhe des systolischen Blutdruckes während der Ergometrie den signifikant höchsten praediktiven Wert für das Auftreten kardiovaskulärer Ereignisse aufwies. In diesem Zusammenhang ist es wichtig, darauf hinzuweisen, daß das Ausmaß der linksventrikulären Hypertrophie Hochdruckkranker nicht mit der Höhe des Ruheblutdrucks, sondern mit der Höhe des systolischen Belastungsblutdrucks korreliert [34, 170, 175, 189, 254]. Somit käme dem systolischen Belastungsblutdruck für das Ausmaß des myokardialen O$_2$-Verbrauchs eine doppelte Bedeutung zu, nämlich direkt über die Anhebung des Doppelproduktes und indirekt über die Auswirkung auf die LVH, die wiederum häufig mit einer eingeschränkten Koronarreserve einhergeht. Für die tägliche Praxis ist es wichtig festzustellen, daß nicht alle unter Ruhebedingungen effektiven Antihypertensiva unter Belastungsbedingungen den myokardialen O$_2$-Verbrauch adaequat senken (Tabelle 5).

Bei gesteigertem O$_2$-Verbrauch und gleichzeitig reduziertem O$_2$-Angebot ist es offenkundig, daß das Hochdruckherz durch myokardiale Ischaemiereaktion, besonders bei Belastung, gefährdet ist. Ob sich hierdurch auch das Auftreten von höhergradigen Herzrhythmusstörungen bzw. des plötzlichen Herztodes bei Hypertonikern mit gleichzeitiger linksventrikulärer Hypertrophie erklären läßt, ist wahrscheinlich. So konnte von Vogt et al. [244] gezeigt werden, daß bei Hypertonikern mit eingeschränkter Koronarreserve das Auftreten höhergradiger Rhythmusstörungen im Vergleich zu solchen ohne eingeschränkte Koronarreserve signifikant erhöht war. Dabei bestand keine Korrelation zwischen dem Auftreten und Schweregrad der Rhythmusstörung sowie dem Ausmaß der linksventrikulären Hypertrophie.

Tabelle 5. Beeinflussung des myokardialen O_2-Verbrauchs Hochdruckkranker während submaximaler Belastung durch unterschiedliche antihypertensive Behandlungskonzepte

	Senkung des myokardialen O_2-Verbrauchs	
Nicht bzw. nur schwach vorhanden	Befriedigend vorhanden	Ausgeprägt vorhanden
α-Methyldopa Clonidin Reserpin Prazosin ACE-Hemmer	Kalziumantagonisten	β-Rezeptorenblocker

Zusammenfassend müssen somit therapeutische Maßnahmen zur Normalisierung der myokardialen O_2-Bilanz primär auf die Senkung überhöhter systolischer Belastungsblutdrucke, die Rückführung der linksventrikulären Hypertrophie sowie die Erhöhung der Koronarreserve zielen.

2.3 Linksventrikuläre Hypertrophie und Hochdruckherz als kardiovaskulärer Risikofaktor

In Anbetracht der verschiedenen Organmanifestationen des Hochdrucks am Herzen ist es nicht überraschend, daß schon in früheren Untersuchungen die arterielle Hypertonie als Hauptrisikofaktor für das Auftreten der Herzinsuffizienz [106], aber auch die kardiovaskuläre Mortalität etabliert wurde [107, 109, 112, 133–135]. So wiesen in einer Nachfolgeuntersuchung über 16 Jahre 75% der Patienten mit Herzinsuffizienz eine vorausgehende arterielle Hypertonie auf. Durch neue Studien wurden jedoch weitere wesentliche Zusammenhänge zwischen Bluthochdruck und kardiovaskulärem Risiko aufgedeckt, und zwar durch die Einbeziehung der linksventrikulären Hypertrophie. Hierdurch wurde die Identifizierung einer Hochrisikogruppe wesentlich erleichtert [135].

Früher wurde das Vorhandensein einer LVH bei Hochdruckkranken unterschätzt, da die Diagnose anhand des EKG gestellt werden mußte [258]. Ein Vergleich echokardiographischer und EKG-Kriterien für die Diagnose der LVH ergibt jedoch eine weit überlegene, bis 10fach höhere Sensitivität der Echokardiographie [133, 135]. Die mit Hilfe der Echokardiographie erhobenen Daten ergeben somit eine weitaus höhere Praevalenz der LVH bei Hypertonikern, die in Abhängigkeit vom Alter bis zu über 50% betragen dürfte [199]. Trotz des sehr hoch gewählten Grenzwertes für eine LVH wiesen 15–20% der Erwachsenen in der Framingham-Studie eine echokardiographisch gesicherte LVH auf [134]. Nach Untersuchungen von Hammond et al. [92] ist von einer Praevalenz der echokardiographisch bestimmten linksventrikulären Hypertrophie in 19% bei beschäftigten Erwachsenen und bis zu 80%

bei hospitalisierten Patienten auszugehen [37]. Nach Untersuchungen von Siegrist und Motz [216] muß davon ausgegangen werden, daß bereits jeder dritte unbehandelte Grenzwerthypertoniker eine echokardiographisch nachweisbare LVH aufweist. Schon bei hypertensiven Kindern wurde von Zahka [258] eine 40%ige Zunahme des linksventrikulären Muskelmassenindex nachgewiesen.

Bei dieser hohen Praevalenz ist es um so wichtiger, darauf hinzuweisen, daß bei Vorhandensein einer linksventrikulären Hypertrophie das kardiovaskuläre Risiko der Hochdruckkranken für einen Myokardinfarkt, das Auftreten höhergradiger Herzrhythmusstörungen und des plötzlichen Herztodes unabhängig von anderen Risikofaktoren und der momentanen Höhe des Blutdrucks signifikant erhöht [107, 109, 110, 112, 133–135, 150, 154] und die Prognose nach einem Nicht-Q-Infarkt signifikant verschlechtert [13] ist.

Aufgrund der Framingham-Daten aus dem Jahr 1983 [108] kommt der aus dem EKG ermittelten LVH eine große prognostische Bedeutung für die Mortalität zu. Im Vergleich zum durchschnittlichen Risiko ist bei Vorliegen einer LVH die kardiovaskuläre Mortalität um das 8- bis 10fache erhöht. Dabei spielen aber nicht nur die Herzinsuffizienz und der Schlaganfall, sondern vor allen Dingen auch die KHK-Mortalität und der plötzliche Herztod eine wesentliche Rolle. Dabei ist es wichtig hervorzuheben, daß die LVH sogar ein höheres Mortalitätsrisiko bedeutet, als ein Zustand nach Myokardinfarkt oder das Vorliegen einer Angina pectoris (Tabelle 6). Dieses gilt besonders für die Älteren. Im Zeitraum von 5 Jahren nach Auftreten der LVH-Kriterien im EKG verstarben 35% der Männer und 20% der Frauen, in der Gruppe der Älteren jedoch 50 bzw. 35%.

Tabelle 6. Häufigkeit tödlich verlaufender kardiovaskulärer Ereignisse bei Personen mit linksventrikulärer Hypertrophie (nach EKG-Kriterien). Die Daten basieren auf einer 30jährigen Nachfolgeuntersuchung der Framingham-Herz-Studie für das Alter von 35–94 Jahren und geben die alterskorrigierten, jährlichen Ereignisraten pro 1000 an. Bei Einschluß waren alle Personen frei von kardiovaskulären Erkrankungen (Levy, 106) (*p < 0,05, **p < 0,01, ***p < 0,001)

Tödliche Ereignisse durch:	Linksventrikuläre Hypertrophie	Männer		Frauen	
		Alter 35–64 J.	Alter 65–94 J.	Alter 35–64 J.	Alter 65–94 J.
1. Koronare	Nicht vorhanden	3	7	1	4
Herzerkrankung	Vorhanden	12	33**	11	14
2. Schlaganfall	Nicht vorhanden	0	3	0	2
	Vorhanden	3	9	3*	12**
3. Plötzlicher	Nicht vorhanden	1	3	0	2
Herztod	Vorhanden	7**	16*	0	6*
4. Herzversagen	Nicht vorhanden	3	11	1	7
	Vorhanden	27***	46**	31**	30***
5. Gesamtsterblich-	Nicht vorhanden	9	42	5	25
keit	Vorhanden	66***	114***	41***	85***

Tabelle 7. Häufigkeit kardiovaskulärer Ereignisse bei Personen mit linksventrikulärer Hypertrophie (nach EKG-Kriterien). Die Daten basieren auf einer 30jährigen Nachfolgeuntersuchung der Framingham-Herz-Studie für das Alter von 35–94 Jahren und geben die alterskorrigierten, jährlichen Ereignisraten pro 1000 an. Bei Einschluß waren alle Personen frei von kardiovaskulären Erkrankungen (Levy, 106) (*p<0,05, **p<0,01, ***p<0,001)

Ereignisse	Linksventrikuläre Hypertrophie	Männer		Frauen	
		Alter 35–64 J.	Alter 65–94 J.	Alter 35–64 J.	Alter 65–94 J.
1. Koronare Herz-	Nicht vorhanden	12	23	5	12
erkrankungen	Vorhanden	36*	69**	29*	61***
2. Herzinfarkt	Nicht vorhanden	6	12	2	6
	Vorhanden	11	46**	11	20*
3. Angina pectoris	Nicht vorhanden	6	8	3	7
	Vorhanden	10	0	18*	24**
4. Schlaganfall	Nicht vorhanden	2	10	1	8
	Vorhanden	12**	32**	10***	42***
5. Herzinsuffizienz	Nicht vorhanden	2	8	1	6
	Vorhanden	35***	51***	17***	40***
6. Kardiovaskuläre	Nicht vorhanden	16	35	8	25
Erkrankung	Vorhanden	74***	114***	49***	114***

Auch für das Auftreten kardiovaskulärer Ereignisse [109, 110, 134] kommt der LVH eine prognostische Bedeutung zu (Tabelle 7). Dieses gilt besonders für eine sich entwickelnde Herzinsuffizienz, aber eben auch für eine KHK, den Schlaganfall und die periphere Verschlußerkrankung. Die Fünfjahresrate für das Auftreten einer koronaren Herzerkrankung bei Personen mit LVH ist annähernd 30%, und bei Patienten mit KHK erhöht der Nachweis einer LVH das Risiko für einen Koronartod auf das Dreifache, bei Patienten mit Zustand nach Herzinfarkt auf das Vierfache. Dabei ist es verständlich, daß die prognostische Aussage einer LVH um so größer ist, je frühzeitiger sie nachgewiesen werden kann.

Die 1990 publizierten Daten der Framingham-Herzstudie [135] zeigten die besondere Bedeutung der echokardiographisch bestimmten LVH auch für Hochdruckkranke mittleren Alters, nachdem zuvor schon für Ältere eine signifikante Korrelation zwischen dem Ausmaß der LVH und dem Auftreten einer KHK gesichert worden war, und zwar unabhängig von anderen klassischen Risikofaktoren. In dieser Studie waren auswertbare Echokardiogramme zur Ermittlung der linksventrikulären Muskelmasse bei 666 der 1 769 Männer (20,7%) und bei 487 der 1 304 Frauen (21,1%) nicht möglich.

Von allen untersuchten Patienten wiesen 16% der Männer und 21% der Frauen eine LVH auf. Die für ein Follow-up von nur 4 Jahren ermittelte Rate an kardiovaskulären Ereignissen zeigte einen Anstieg von 4,7% bei den mit einer LVM von <90 g/m^2 auf 12,2%, bei solchen mit einer linksventrikulären Muskelmasse von >140 g/m^2.

Die entsprechenden Werte für Frauen waren 4,1 bzw. 16,1%. Bei Männern ohne LVH war es in 6,8%, mit LVH in 12,1% zu Auftreten kardiovaskulärer Ereignisse gekommen. Die entsprechenden Zahlen für Frauen waren 4,2 bzw. 7,4%.

Für die Sterblichkeit an kardiovaskulären Ereignissen ergab sich bei den Männern ein Prozentsatz von 1 bzw. 4,8% und für Frauen von 0,4 bzw. 1,2%.

Die Autoren folgerten, daß die echokardiographische Bestimmung der linksventrikulären Muskelmasse eine wichtige prognostische Information ermöglicht, die über die Information aufgrund traditioneller Risikofaktoren weit hinausgeht.

In einer ähnlichen, aber kleineren Nachfolgeuntersuchung über 4,8 Jahre konnten Casale et al. [19] zeigen, daß Hochdruckkranke mit einem erhöhten linksventrikulären Muskelmassenindex (oberer Grenzwert 125 g/m^2) im Vergleich zu Patienten mit normalem Muskelmassenindex ein signifikant erhöhtes Risiko für kardiovaskuläre Ereignisse aufwiesen.

Weisen Patienten neben einer Hypertonie und LVH weitere kardiovaskuläre Risikofaktoren auf, so ist innerhalb von 6 Jahren (beispielhaft bei einem 45jährigen Mann mit EKG-gesicherter LVH) bei gleichzeitiger Hypercholesterinaemie, gestörter Glukosetoleranz und Nikotinabusus im Vergleich zu einem normalen kardiovaskulären Risiko das Auftreten kardiovaskulärer Ereignisse um fast 80% erhöht [109, 110, 134].

Nach Untersuchungen von Mc Lenachan et al. [150] kommt es bei Hochdruckkranken im Vergleich zu normotensiven Kontrollen zu einem vermehrten Auftreten von Herzrhythmusstörungen; dabei zeigt sich jedoch, daß ventrikuläre Extrasystolen, ventrikuläre Couplets und ventrikuläre Tachykardien bei jenen Hochdruckkranken signifikant höher sind, die gleichzeitig eine LVH aufweisen.

So ließen sich im Kontrollkollektiv in 2%, bei Hochdruckkranken ohne LVH in 8% und bei Hochdruckkranken mit LVH in 28% ventrikuläre Tachykardien nachweisen. In einer Subgruppe konnte gezeigt werden [151], daß das Auftreten der Rhythmusstörungen nicht korrelierte mit dem Vorhandensein einer KHK oder einer linksventrikulären Funktionsstörung, sondern mit dem bioptisch ermittelten Anteil der endokardialen Fibrose im linken Ventrikel.

Nach Untersuchungen von Levy et al. [132, 134] ist das Auftreten von Arrhythmien bei Patienten mit echokardiographisch gesicherter LVH im Vergleich zu jenen mit EKG-Kriterien häufiger. Von Vogt et al. [244] wurde berichtet, daß das Auftreten von Rhythmusstörungen bei Hochdruckkranken vor allen Dingen mit einer eingeschränkten Koronarreserve korreliert und nicht so sehr mit dem Ausmaß der linksventrikulären Hypertrophie, wohl aber mit der Geometrie des linken Ventrikels im Sinne einer exzentrischen Hypertrophie.

Möglicherweise besteht aber nicht nur eine signifikante Beziehung zwischen linksventrikulärer Muskelmasse und tachykarden [5], sondern auch bradykarden Herzrhythmusstörungen. So konnten Kaeser et al. [105] zeigen, daß eine signifikante Beziehung zwischen dem Ausmaß der linksventrikulären Muskelmasse und der Verzögerung der Erregungsausbreitung auf Vorhof-, AV-Knoten- und Ventrikelebene bestand.

2.4 Rückbildung der linksventrikulären Hypertrophie durch antihypertensive Therapie

Aufgrund der großen prognostischen Bedeutung der linksventrikulären Hypertrophie muß als wesentliches Ziel der antihypertensiven Therapie die Rückbildung bzw. Verhinderung der LVH gefordert werden. Bisherige tierexperimentelle Daten und Untersuchungen an Menschen zeigen, daß verschiedene antihypertensive Behandlungskonzepte trotz gleicher Blutdrucksenkung einen unterschiedlichen Einfluß auf die Entwicklung bzw. Rückbildung der Linksherzhypertrophie ausüben.

2.4.1 Tierexperimentelle Befunde

So konnten Tarazi et al. [227] zeigen, daß im Vergleich zu Kontrolltieren bei spontanhypertensiven Ratten durch Hydralazin und Minoxidil zwar der Anstieg des Blutdruckes verhindert werden konnte, nicht jedoch die Entwicklung einer Linksherzhypertrophie, die unter Minoxidil im Vergleich zu den unbehandelten spontanhypertensiven Ratten sogar stärker ausfiel. Auf der anderen Seite ließ sich durch Alphamethyldopa trotz nicht so starker Blutdrucksenkung (im Vergleich zu Hydralazin und Minoxidil) die Entwicklung einer Herzhypertrophie nahezu verhindern. Diese Untersuchungen zeigten schon frühzeitig, daß die alleinige Senkung des Blutdruckes für die Verhinderung einer Linksherzhypertrophie bzw. deren Rückführung nicht den einzigen Parameter darstellt, und daß das sympathoadrenerge System an diesem Prozeß wesentlich beteiligt zu sein scheint.

2.4.2 Befunde am Menschen

Bei den bisher am Menschen vorgelegten Untersuchungen handelte es sich fast ausschließlich um Kurzzeitstudien mit einer Beobachtungszeit von meistens weniger als 12 Monaten. Darüber hinaus wurden nach einer kurzen Wash-out-Phase auch Patienten eingeschlossen, die zuvor antihypertensiv behandelt worden waren und somit möglicherweise schon eine Reduktion der LVH zuvor erfahren hatten.

Aufgrund der großen prognostischen Bedeutung der LVH sind jedoch Langzeituntersuchungen an zuvor unbehandelten Hochdruckkranken mit echokardiographisch nachgewiesener linksventrikulärer Hypertrophie zwingend erforderlich, um folgende offene Fragen von klinischer Relevanz zu beantworten: Wie ist der zeitliche Verlauf der Rückbildung einer Linksherzhypertrophie über Jahre und wie groß ist das zu erzielende Ausmaß einer Regression?

Bei wieviel Hochdruckkranken läßt sich überhaupt die linksventrikuläre Hypertrophie medikamentös beeinflussen und in welchem Prozentsatz lassen sich inkomplette bzw. komplette Rückbildungen der LVH erzielen?

Unterscheiden sich die antihypertensiven Behandlungskonzepte bei gleicher Ruheblutdrucksenkung bezüglich der Rückbildung einer LVH auch bei mehrjähriger Therapie?

Wie verhält sich die enddiastolische Dimension und vor allem die Pumpfunktion des linken Ventrikels im Verlauf von Jahren, wenn die Wanddicken sich zurückgebildet haben?

Läßt sich die Mikroangiopathie und damit die eingeschränkte Koronarreserve medikamentös beeinflussen?

Läßt sich nach erfolgter Regression der LVH auch die antihypertensive Medikation reduzieren bzw. absetzen?

2.4.3 Eigene Untersuchung zur Regression der LVH

Patienten und Methodik

In einer Langzeituntersuchung von im Mittel 5 Jahren wurde deshalb versucht, einen Beitrag zur Beantwortung obiger Fragen zu leisten [59, 61].

Die Tabelle 8 beschreibt das Patientengut bezüglich Alter, Geschlechtsverteilung, jeweiliger Medikation, Behandlungsdauer und Anzahl der ausgeschiedenen Patienten. Von den primär 122 Patienten konnten nach 3 Jahren noch 117 (95,9%) und nach 5 Jahren noch 114 (93,4%) nachuntersucht werden. In der Gruppe 1 verstarb ein Patient an einem Krebsleiden, einer hatte einen Vorderwandinfarkt erlitten und mußte aus methodischen Gründen aus der Studie genommen werden, einer erschien nicht zur Nachuntersuchung, einer verzog aus Berlin. In den Gruppen 2–5 konnte jeweils ein Patient nach 5 Jahren nicht mehr nachuntersucht werden. Die Tabelle 8 zeigt, daß bei einigen Patienten eine Korrektur der antihypertensiven Medikation aufgrund des Blutdruckverhaltens und bei zwei Patienten wegen nicht tolerabler Nebenwirkungen notwendig war.

Die Tabelle 9 zeigt die Einschlußkriterien für die Langzeituntersuchung, wobei besonders darauf hinzuweisen ist, daß es sich um zuvor unbehandelte Hochdruckkranke mit echokardiographisch gesicherter linksventrikulärer Hypertrophie und einem befriedigenden blutdrucksenkenden Effekt unter Ruhe- und Belastungsbedingungen handelte. Es wurden nur solche Patienten eingeschlossen, die sowohl aus methodischen als auch medizinischen Gesichtspunkten eine zuverlässige Bestimmung des LVMI ermöglichten.

Alle Untersuchungen wurden an einem arbeitsfreien Samstag bzw. Sonntag durchgeführt.

Die M-Mode-Echokardiographie (kontinuierliche Dry-Silver-Registrierung) erfolgte unter 2-dimensionaler Bildkontrolle (Sonotron, Modell 3400 R; 2,25 Mhz-Schallkopf), wobei alle Patienten vom selben Untersucher echokardiographiert wurden. Die Auswertung der echokardiographischen Daten erfolgte wie in der echokardiographischen Diagnostik beschrieben. Nur einwandfrei beurteilbare Echokardiogramme wurden nach Kodierung von 2 Untersuchern „blind" beurteilt. Alle Einzelwerte sind das Mittel aus mindestens 6 Herzzyklen. Differenzen zwischen den Ergebnissen der Untersucher bis 1 mm

Tabelle 8. Anzahl der Patienten, Alter, Geschlecht, Medikation bzw. deren Änderung im Verlauf der Langzeituntersuchung

	Eingeschlossene Patienten	Behandlung bei Beginn	Follow-up	Weiterhin eingeschlossene Patienten und Änderung der Medikation	
				Nach 3 Jahren	Nach 4 bzw. 5 Jahren
Gesamt-kollektiv	n = 122 107 ♂, 15 ♀ Alter: 46,7 ± 9 Jahre		59,2 ± 7,4 Monate	n = 117 (95,9%)	n = 114 (93,4%)
Gruppe 1	n = 26 23 ♂, 3 ♀ Alter: 48,7 ± 9 Jahre	100 mg Gallopamil nach 22 Monaten 150 mg bei n = 13	64,7 ± 2,8 Monate	n = 22 (84,6%) n = 20 mit Gallopamil n = 2 mit Atenolol und Nifedipin	n = 22 (84,6%)
Gruppe 2	n = 25 23 ♂, 2 ♀ Alter: 43,6 ± 9 Jahre	20 mg Metoprolol n = 5 zusätzlich 50 mg HCT	67 ± 8 Monate	n = 25 (100%) Medikation unverändert	n = 24 (96%) n = 3 von 50 mg HCT auf 20 mg Nifedipin
Gruppe 3	n = 36 29 ♂, 7 ♀ Alter: 44,5 ± 11 Jahre	50 mg Atenolol und 20 mg Nifedipin	58,1 ± 2,1 Monate	n = 35 (97,2%) Medikation unverändert	n = 35 (97,2%) n = 1 nur 40 mg Nifedipin, neu aufgetretenes Asthma bronchiale
Gruppe 4	n = 14 14 ♂ Alter: 52,1 ± 8 Jahre	200 mg Acebutolol und 20 mg Nifedipin	51 ± 1,7 Monate	n = 14 (100%) Medikation unverändert	n = 13 (92,9%) Medikation unverändert
Gruppe 5	n = 21 18 ♂, 3 ♀ Alter: 43,3 ± 8 Jahre	50 mg Atenolol und 10 mg Enalapril	51,4 ± 1,5 Monate	n = 21 (100%) n = 1 nur 50 mg Atenolol wegen allergischer Hautreaktion	n = 20 (95,2%) n = 3 nur 50 mg Atenolol wegen tief- normaler RR-Werte

Tabelle 9. Einschlußkriterien für Aufnahme in die Studie

1. Keine antihypertensive Vorbehandlung
2. Echokardiographisch gesicherte Linksherzhypertrophie (Septumdicke >11 mm, Hinterwanddicke >10 mm, linksventrikulärer Muskelmassenindex >95 g/m² nach Devereux und Reichek bei methodisch einwandfreier Registrierung)
3. Befriedigendes Ansprechen auf eine vierwöchige Therapie mit der jeweiligen Medikation (Drucksenkung unter Ruhebedingungen <140/90 mm Hg sowie bei 100 Watt <200/100 mm Hg)
4. Ausschluß von akuten und chronischen Erkrankungen (außer Hypertonie), Herzinsuffizienz, Myokardinfarkt, koronarer Herzkrankheit, Vitium cordis
5. Keine Begleitmedikation erforderlich

bezüglich der Wanddicken und bis zu 2 mm bezüglich der Ventrikeldurchmesser wurden gemittelt. Größere Differenzen wurden durch eine erneute gemeinsame Bewertung der Registrierung geklärt.

Der Ruheblutdruck wurde stets zweimal im Liegen und zweimal nach 1 min im Stehen gemessen. Ferner wurde das Blutdruckverhalten während einer standardisierten Fahrradergometrie im Bereich von 50 bis 100 Watt sowie in der 5. Erholungsminute ermittelt [61, 68].

Die statistische Auswertung erfolgte innerhalb der Gruppen mit dem Wilcoxon-Test. Der Gruppenvergleich wurde mit U-Test nach Mann & Whitney durchgeführt.

Ergebnisse

Die Abb. 63 und Tabelle 10 zeigen den Verlauf des linksventrikulären Muskelmassenindex aller Patienten während antihypertensiver Langzeittherapie über 5 Jahre, und zwar die Mittelwerte bzw. die prozentuale Abnahme. Der Ausgangswert des LVMI vor Therapie mit 151 g/m² entspricht dem von Savage et al. [199] im Rahmen der Framingham-Studie angegebenen LVMI altersentsprechender Hypertoniker, so daß es sich hier um ein repräsentatives Kollektiv Hochdruckkranker mit LVH handeln dürfte. Schon nach einem halben Jahr läßt sich ein signifikanter Rückgang (p<0,001) von 17,4% nachweisen, bei einer prozentualen Reduktion von 24,5% nach einem Jahr. Auch noch im zweiten und dritten Jahr der Behandlung kam es zu weiteren signifikanten (p<0,001) Senkungen des LVMI mit dann einsetzendem abgeflachten Kurvenverlauf und einem Mittelwert von 84 g/m² nach 5 Jahren, was einer prozentualen Abnahme von 44,1% entspricht. Dabei bestand eine signifikante Korrelation zwischen der Höhe des LVMI vor Therapie und der prozentualen Abnahme durch die antihypertensive Behandlung (Abb. 64). So fand sich nach einem Jahr zwar nur eine schwache Korrelation (r=0,27, p<0,01), die aber nach 5 Jahren deutlich besser ausfiel (r=0,61, p<0,001).

Auch bezüglich der Rückbildungen der Septum- und Hinterwanddicken ließ sich ein entsprechender Verlauf nachweisen (Abb. 65, Tabelle 10).

Ausgehend von einem deutlich pathologischen Wert der relativen Wanddicke von 0,48 ließ sich besonders in den ersten zwei Jahren eine ausgeprägte

Tabelle 10. Mittelwerte und Standardabweichungen der echokardiographisch für das Gesamtkollektiv ermittelten Daten im Verlauf der antihypertensiven Behandlung sowie deren prozentuale Veränderung ($* = p < 0,05$, $** = p < 0,01$, $*** = p < 0,001$)

$n = 117$	Vor Therapie	Während Therapie (Monate)									
		$7,8 \pm 1,1$	%	$12,8 \pm 1,6$	%	$26 \pm 1,8$	%	$38,5 \pm 2,2$	%	$59,2 \pm 7,4$	%
LVMi (g/m²)	150,7	124,5	17,4	113,7	–	99	–	88,7	–	84,3	–
	32,7	26,9 ***	***	26,7	24,5 ***	20,3	34,2 ***	15,6	41,1 **	15	44,1
IVST (mm)	14,3	12,6	–	11,9	–	10,7	–	10	–	9,2	–
	2,0	2,3 ***	11,9 ***	1,8	16,8 ***	1,5	25,2 ***	1,3	30,1 ***	0,9	35,7
PWT (mm)	11,4	10,2	–	9,5	–	8,7	–	8,3	–	8,0	–
	1,3	1,2 ***	10,3 ***	1,0	16,7 ***	0,9	23,7 **	0,8	27,2 **	0,7	29,8
RWT	0,48	0,44	–	0,40	–	0,36	–	0,35	–	0,33	–
	0,08	0,07 ***	8,3 ***	0,06	16,7 ***	0,06	25	0,05	27,1 **	0,05	31,2
LVID$_d$ (mm)	48,0	47,8	–	48,1	–	48,2	–	47,7	–	48,2	–
	6,4	5,1	0,4	4,9	0,2	5,0	0,4	4,6	0,6	4,4	0,4
LVID$_s$ (mm)	28,5	27,9	–	28,4	–	27,4	–	26,3	–	25,2	–
	4,5	4,0	2,1	4,2	0,3	4,1 **	3,9 *	3,6 ***	7,7 *	3,2 ***	11,6
FS (%)	41,2	41,6	–	41,2	0	43,3	+	44,8	+	47,8	+
	6,3	5,9	1,0	5,7		5,2 **	5,1	4,9 ***	8,7 **	4,2 ***	16

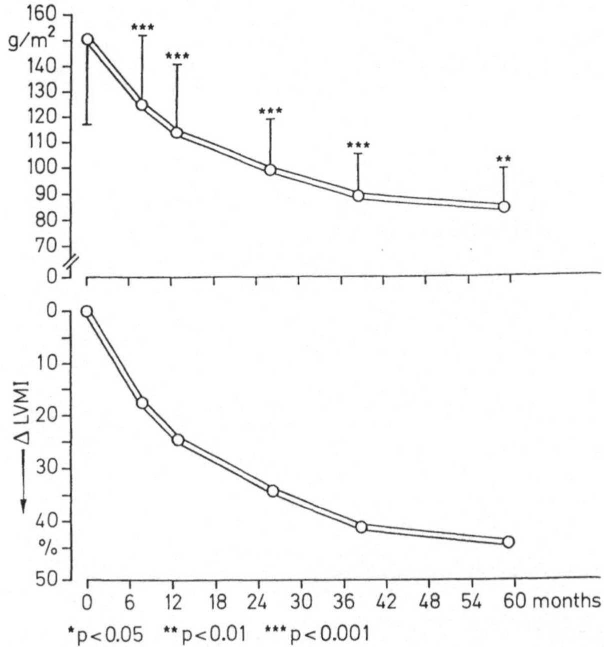

Abb. 63. Linksventrikulärer Muskelmassenindex während der antihypertensiven Langzeittherapie über 5 Jahre für das Gesamtkollektiv. Oben: Verlauf der Mittelwerte: Unten: Prozentuale Abnahme des LVMI. Die Signifikanzsymbole beziehen sich jeweils auf die vorangegangene Untersuchung (** $p < 0,01$; *** $p < 0,001$)

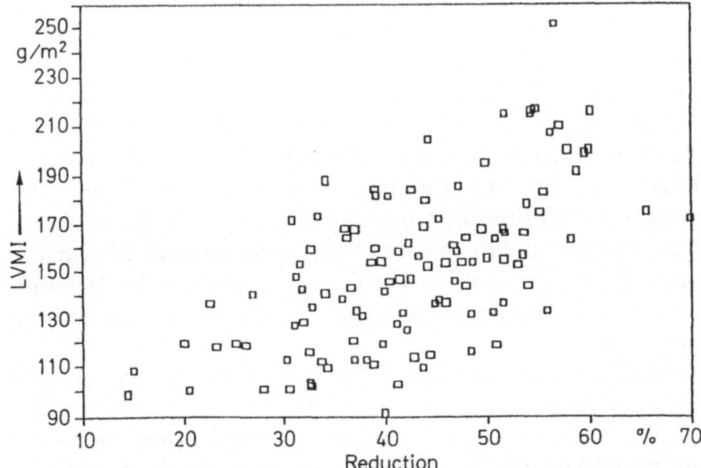

Abb. 64. Reduktion des linksventrikulären Muskelmassenindex im Verlauf der 5jährigen Therapie in Abhängigkeit vom Ausgangswert vor Therapie

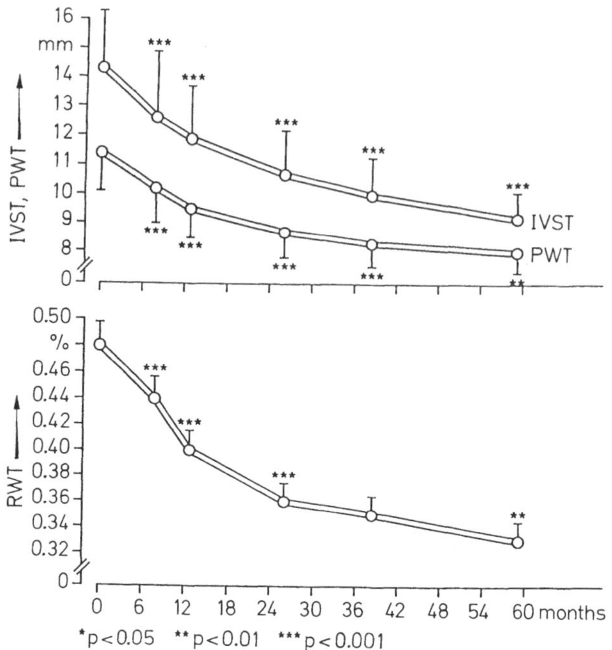

Abb. 65. Abnahme der Septum- (IVST) und Hinterwand- (PWT) dicken im Verlauf der antihypertensiven Langzeittherapie, dargestellt für das Gesamtkollektiv (oben). Unten: Veränderungen der relativen Wanddicke (RWT) im Verlauf der Therapie. Die Signifikanzsymbole beziehen sich jeweils auf die vorangegangene Untersuchung (** p<0,01; *** p<0,001)

und signifikante (p < 0,001) Rückbildung der relativen Wanddicke (RWT) auf einen Mittelwert von 0,33 (im Normbereich) erzielen (Abb. 65, Tabelle 10).

Dennoch kam es im Verlauf der Jahre nicht zu einer signifikanten Veränderung der enddiastolischen Dimension des linken Ventrikels, wohl aber, nach zwei Jahren beginnend, zu einer signifikanten (p < 0,01) Verkürzung der endsystolischen Dimension des linken Ventrikels. Hieraus resultierte nach dem zweiten Behandlungsjahr eine signifikante Zunahme (p < 0,01) der Fractional Shortening als Maß für die Pumpfunktion um 5,1%. Nach 5 Jahren ließ sich sogar eine Steigerung der Fractional Shortening um 16% nachweisen, was bei gleichbleibender Blutdrucksenkung im Verlauf der Behandlung im Sinne einer Verbesserung der systolischen Funktion gewertet werden muß (Abb. 66, Tabelle 10).

Auch für alle Teilkollektive der Gruppe 1–5 ließ sich eine ausgeprägte und signifikante (p < 0,001) Abnahme des linksventrikulären Muskelmassenindex schon nach einem halben Jahr Therapie und im weiteren Verlauf nach 1, 3 bzw. 5 Jahren nachweisen (Abb. 67, Tabelle 11). Allerdings war die prozentuale Reduktion des LVMI nach einer mittleren Beobachtungszeit von 12,8 Monaten zwischen den antihypertensiven Behandlungskonzepten signifikant un-

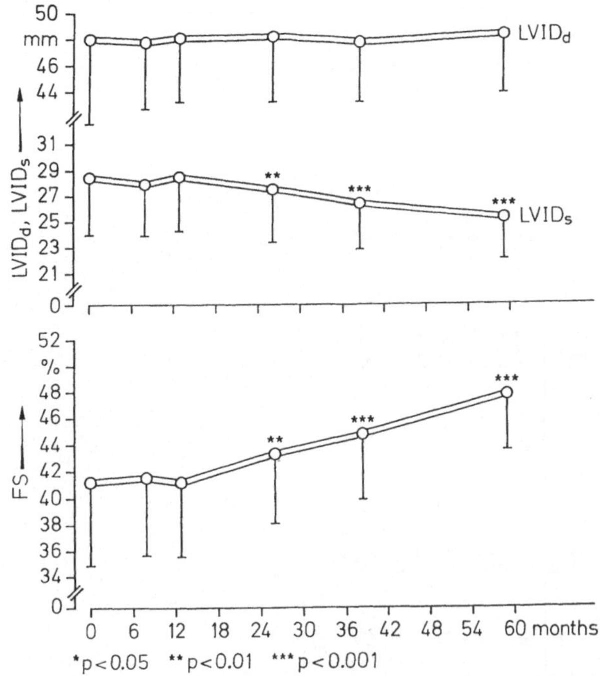

Abb. 66. Enddiastolische (LVID$_d$) und endsystolische (LVID$_s$) Dimension des linken Ventrikels im Verlaufe der Langzeittherapie, dargestellt für das Gesamtkollektiv (oben). Unten: Verhalten der Fractional Shortening als Maß für die myokardiale Kontraktilität im Verlauf der Langzeittherapie. Die Signifikanzsymbole beziehen sich jeweils auf die Eingangsuntersuchung vor Therapie (** p < 0,01; *** p < 0,001)

terschiedlich ausgeprägt, trotz vergleichbarer Ausgangswerte des LVMI vor Therapie (Abb. 67) sowie gleichstarker Ruheblutdrucksenkung (Abb. 68, Tabelle 12). So war die Reduktion durch Gallopamil mit 17,7% signifikant geringer als durch die der anderen Medikamente: Metoprolol 22,6% (p < 0,05), Atenolol und Nifedipin 31,2% (p < 0,001), Acebutolol und Nifedipin 27,7% (p < 0,001) sowie Atenolol und Enalapril 21,5% (p < 0,05) (Abb. 67, Tabelle 11). Dabei war die Reduktion durch die Kombination aus Atenolol bzw. Acebutolol und Nifedipin signifikant stärker als durch Metoprolol (p < 0,01) sowie Atenolol und Enalapril (p < 0,001 bzw. p < 0,05). Auch im weiteren Verlauf ließen sich signifikante und ausgeprägte Reduktionen der linksventrikulären Hypertrophie (Abb. 67) nachweisen. Dabei waren die prozentualen Unterschiede weniger stark ausgeprägt. Allerdings war auch nach 3, 4 bzw. 5 Jahren die Reduktion des LVMI unter der Kombination aus Betarezeptorenblockern und Kalziumantagonisten (Gruppe 3 und 4) stärker ausgeprägt als unter der Monotherapie mit Metoprolol (p < 0,01) und Gallopamil (p < 0,05), was auch im Vergleich zu Atenolol und Enalapril nach 2 bzw. 4 Jahren (p < 0,01) galt. Die für die Therapie mit Atenolol bzw. Acebutolol und Nifedipin nachgewiesene, zu keinem Untersuchungszeitpunkt signifikant unter-

Tabelle 11. Mittelwerte und Standardabweichungen des LVMI sowie deren prozentuale Veränderung für die einzelnen Teilkollektive im Verlauf der Langzeittherapie ($* = p < 0,05$, $** = p < 0,01$, $*** = p < 0,001$)

	LVMI (g/m²), Veränderung in %												
	Vor Therapie	1/2 Jahr	%	1 Jahr	%	2 Jahre	%	3 Jahre	%	4 Jahre	%	5 Jahre	%
Metoprolol (n=25)	151,9 29,1	128,8 23,2 ***	15,2 ***	117,5 26,9	22,6 *	104,8 21,1	31 *	96,3 16	36,6	93 14,5	38,8 *	89 16,7	41,4
Gallopamil (n=22)	159,3 39,8	136,3 33,1 ***	14,4	131,2 31,7	17,7 ***	109 24,9	31,6 **	96,2 15,3	39,6	91,3 16,3 *	42,7	87,5 14,3	45,1
Atenolol/ Nifedipin (n=35)	149,5 33	118,4 23,9 ***	20,8 ***	102,9 21	31,2 ***	89,5 16	40,1 **	83,3 12,5	44,3	85,2 12,7	43 **	78,5 13	47,5
Acebutolol/ Nifedipin (n=14)	151 28,8	121,1 25,7 ***	19,8 ***	109,1 24,1	27,7 ***	92,3 21	38,9 **	82,1 14		78,6 13,6 *	47,9		
Atenolol/ Enalapril (n=21)	142,6 30,1	120,3 26,3 ***	15,6 **	112 22,4	21,5 ***	100 17,7	29,9 ***	85,5 16,2	40	88,4 14,7	38		

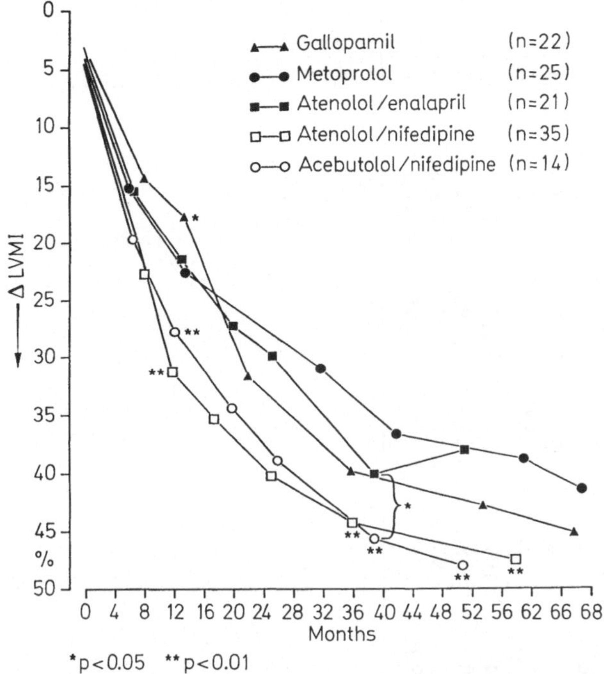

Abb. 67. Prozentuale Abnahme des linksventrikulären Muskelmassenindex im Verlauf der 5jährigen Therapie, dargestellt für die fünf Teilkollektive mit unterschiedlicher antihypertensiver Behandlung

schiedliche Reduktion des LVMI spricht sowohl für die Effektivität dieser Kombinationstherapie aus auch für die Solidität der erhobenen Daten.

Als wesentlicher Befund muß jedoch herausgestellt werden, daß durch alle antihypertensiven Therapiekonzepte im Mittel ein normaler linksventrikulärer Muskelmassenindex nach 4 bzw. 5 Jahren erzielt werden konnte, bei einem niedrigsten Wert von $78,5 \pm 13$ unter der Therapie mit Atenolol und Nifedipin und einem höchsten von 89 ± 17 g/m^2 unter der Therapie mit Metoprolol (Tabelle 11).

Bei der Analyse der Einzelverläufe ergibt sich der vielleicht bedeutendste Befund dieser Untersuchung (Abb. 69, Tabelle 13). Nach drei Behandlungsjahren weisen nur noch 8,6 bzw. 7,1% der Patienten der Gruppen 3 und 4 einen linksventrikulären Muskelmassenindex von >95 g/m^2 auf, was für die Therapie mit Atenolol und Enalapril in 28,6%, für Metoprolol in 56% und für Gallopamil in 54,6% der Fälle nachweisbar war. Somit ließ sich trotz sehr niedrig gewähltem oberen Grenzwert für den LVMI (s. auch Diskussion) bei 81 von 117 Patienten (69,2%) eine Totalremission der LVH erzielen. Nach 5 Jahren war dies für das Gesamtkollektiv in 82% aller Patienten der Fall. Legt man als oberen Grenzwert des LVMI die sicher zu hohen Werte von Savage et al. [199] von 131 g/m^2 für Männer und 100 g/m^2 für Frauen zu Grunde, so er-

Tabelle 12. Systolischer (P_s) und diastolischer (P_d) Blutdruck in Ruhe und während 100 Watt Fahrradergometrie vor und nach einer 4wöchigen Behandlung bei 117 zuvor unbehandelten Hochdruckkranken mit einer echokardiographisch bestimmten linksventrikulären Hypertrophie (*$p<0,001$)

$n=117$ $\bar{x}\pm1$ s		Metoprolol 200 mg ($n=25$)		Gallopamil 100–150 mg ($n=22$)		Atenolol 50 mg Nifedipin 20 mg ($n=35$)		Acebutolol 200 mg Nifedipin 20 mg ($n=14$)		Atenolol 50 mg Enalapril 10 mg ($n=21$)	
		P_s (mm/Hg)	P_d (mm/Hg)	P_s (mm/Hg)	P_d (mm/Hg)	P_s (mm/Hg)	P_d (mm/Hg)	P_s (mm/Hg)	P_d (mm/Hg)	P_s (mm/Hg)	P_d (mm/Hg)
Ruhe	Vor	150	107	152	103	153	105	161	102	150,5	106,9
	Therapie	18,4	8,5	19	8,4	19	12,5	17	8	16	
	Nach	123	86	136	84	122	79,3	132	87	121,5	84,3
	4 Wochen	14,1*	9,8*	14*	6,1*	13,1*	6,8*	15,8*	9*	13,7*	10,1
100 Watt Ergo-metrie	Vor	206	117	205	115	194	109	208	112,9	192	111,9
	Therapie	13,2	8,7	18	66	20,5	8,2	24	9,2	15,2	8,1
	Nach	168	97,0	194	103	157	93	170	94	158,4	93,8
	4 Wochen	12,4*	9*	17*	7,8*	19,1*	91*	23*	9*	± 14,9	12,1

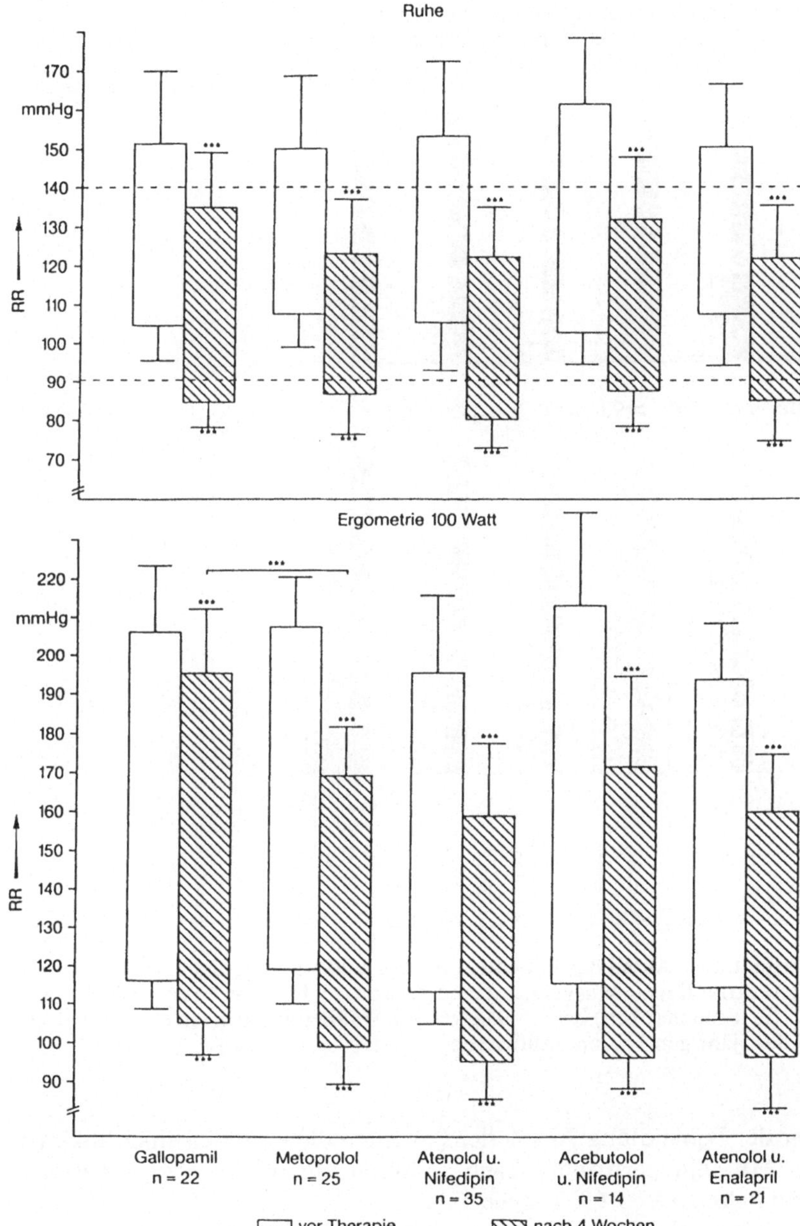

Abb. 68. Blutdruck vor und nach 4wöchiger Therapie mit Metoprolol, Gallopamil, Atenolol und Nifedipin, Acebutolol und Nifedipin sowie Atenolol und Enalapril in Ruhe sowie während der Fahrradergometrie bei 100 Watt (*** p < 0,001)

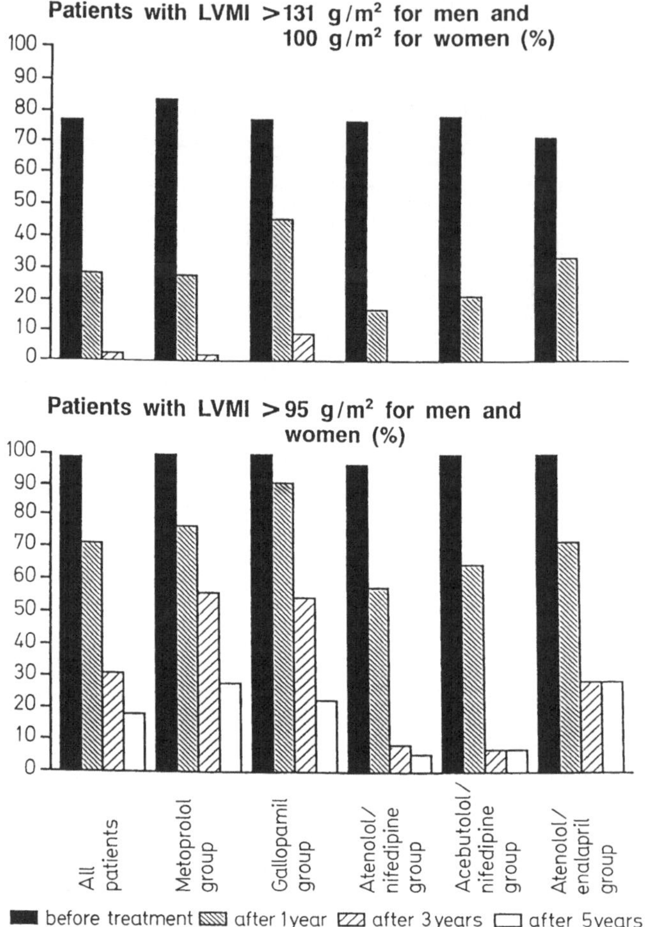

Abb. 69. Prozentualer Anteil der Patienten, die vor und während der Langzeittherapie einen linksventrikulären Muskelmassenindex von >131 g/m² für Männer und >100 g/m² für Frauen (oben) bzw. >95 g/m² für Männer und Frauen (unten) vor und im Verlauf der 5jährigen Therapie aufwiesen

füllten vor der Behandlung 76,9% der Patienten die Kriterien einer linksventrikulären Muskelhypertrophie, nach 3 Jahren nur noch 2,6% und nach 5 Jahren kein Patient (Abb. 69, Tabelle 13).

Der Abnahme des LVMI entsprechend ließen sich auch signifikante Unterschiede für die Reduktion der Septum- und Hinterwanddicken des linken Ventrikels nachweisen, und zwar für den gesamten Behandlungszeitraum (Tabelle 14, 15).

Trotz dieser ausgeprägten Abnahme der Septum- und Hinterwanddicken sowie der relativen Wanddicke (Tabelle 16) kam es auch für die Teilkollektive nicht zu einer Zunahme der enddiastolischen Dimension mit der Ausnahme

Tabelle 13. Anzahl der Patienten in %, die vor Studienbeginn und im Verlauf der Behandlung eine echokardiographisch gesicherte linksventrikuläre Hypertrophie aufwiesen unter Verwendung zweier unterschiedlicher oberer Grenzwerte

Anzahl der Patienten in % die einen LVMi > 131 g/m^2 ($\male$) und 100 g/m^2 ($\female$) bzw. > 95 g/m^2 ($\male$ und $\female$) aufwiesen

%	Vor Behandlung		Nach 1 Jahr		Nach 3 Jahren		Nach 5 Jahren	
	> 130 $\male$ > 100 $\female$	> 95 $\male$ $\female$	> 130 $\male$ > 100 $\female$	> 95 $\male$ $\female$	> 130 $\male$ > 100 $\female$	> 95 $\male$ $\female$	> 130 $\male$ > 100 $\female$	> 95 $\male$ $\female$
Gesamtkollektiv (n = 117)	76,9	99,2	28,2	70,9	2,6	30,8	0	18
Metoprolol (n = 25)	84	100	28	76,4	4	56	0	28
Gallopamil (n = 22)	77,3	100	45,5	90,9	9,1	54,6	0	22,7
Atenolol/ Nifedipin (n = 35)	77,1	97,1	17,2	57,7	0	8,6	0	5,7
Acebutolol/ Nifedipin (n = 14)	78,6	100	21,4	64,3	0	7,1	0	7,1
Atenolol/ Enalapril (n = 21)	71,3	100	33,3	71,4	0	28,6	0	28,6

für Metoprolol nach 2 Jahren (p < 0,05) (Tabelle 17). Auf der anderen Seite ließ sich unter Gallopamil eine signifikante (p < 0,05) Verkleinerung der enddiastolischen Dimension nachweisen, was passager auch für die Kombinationstherapie aus Atenolol und Enalapril zutraf. Nach 5 Jahren ließ sich somit nur für Gallopamil eine signifikante Abnahme (p < 0,05) der mittleren enddiastolischen Dimension des LV nachweisen (Ausgangswert 50,1 mm), wogegen bei dem Untersuchungskollektiv mit der im Mittel kleinsten Cavumdimension vor Therapiebeginn (Metoprolol-Gruppe, 46 mm) eine Tendenz zur Zunahme auffällig war.

Entsprechend dem Verhalten des Gesamtkollektivs ließ sich auch für die Teilkollektive eine signifikante Verkürzung der endsystolischen Dimension des linken Ventrikels, beginnend nach dem zweiten Jahr, nachweisen. Auch die Fractional Shortening zeigte eine signifikante Zunahme, die sich für Metoprolol, Atenolol und Nifedipin bereits nach 2 Jahren, für Acebutolol und Nifedipin, Atenolol und Enalapril nach 3 Jahren und für Gallopamil nach 4 Jahren nachweisen ließ (Tabelle 18).

Vergleicht man den Verlauf der enddiastolischen Dimension und der Fractional Shortening nicht nur für die unterschiedlichen Therapiekonzepte, sondern aufgrund echokardiographischer Parameter zu Beginn der Studie, so ergeben sich zwei bemerkenswerte Befunde. Teilt man die Patienten aufgrund der enddiastolischen Dimension des linken Ventrikels vor Therapie willkür-

Tabelle 14. Mittelwerte und Standardabweichungen der Wanddicken des Septums sowie deren prozentuale Veränderung vor und während der Langzeittherapie für die einzelnen Teilkollektive (* $p<0,05$, ** $p<0,01$, *** $p<0,001$)

Septumdicke (IVST, mm), Veränderung in %

	Vor Therapie	1/2 Jahr	%	1 Jahr	%	2 Jahre	%	3 Jahre	%	4 Jahre	%	5 Jahre	%
Metoprolol	15,8	14,4	8,9	13,3	15,8	11,8	24,7	11,2	29,1	10,3	34,8	10,1	36,1
(n=25)	2,4	2,3		2,0		1,7		1,5		1,2		1,1	
		***	***		***		***		***				
Gallopamil	14,1	13	7,8	12,6	10,6	11,6	17,7	10,8	23,3	9,8	31,9	9,5	32,6
(n=22)	1.8	2,0		1,9		1,7		0,9		0,8		0,8	
		***	**		***		**		***		*		
Atenolol/	14,1	12,2	13,5	11,3	19,9	9,9	29,8	9,4	33,3	9,1	35,5	8,7	38,3
Nifedipin	1,4	1,4		1,2		0,9		0,7		0,6		0,6	
(n=35)		***	***		***		**		*		*		
Acebutolol/	14,6	12,6	13,7	11,5	21,2	10,3	26,7	9,2	37	8,9	39		
Nifedipin	1,8	1,8		1,5		1,0		0,6		0,6			
(n=14)		***	***		***		***						
Atenolol/	12,7	11,5	9,4	10,7	15,7	10,1	20,5	9,1	28,3	9,2	27,6		
Enalapril	1,1	1,2		0,9		0,9		0,6		0,8			
(n=21)		***	***		**		***						

Tabelle 15. Mittelwerte und Standardabweichungen der Hinterwanddicke sowie deren prozentuale Veränderung vor und während der Langzeittherapie für die einzelnen Teilkollektive (* $p<0,05$, ** $p<0,01$, *** $<0,001$)

Hinterwanddicke (PWT, mm), Veränderung in %

	Vor Therapie	1/2 Jahr	%	1 Jahr	%	2 Jahre	%	3 Jahre	%	4 Jahre	%	5 Jahre	%
Metoprolol	12,0	10,9	9,2	10,1	15,8	9,1	24,2	9,0	25	8,8	26,7	8,6	28,3
(n=25)	1,6	1,3		1,3		1,0		0,5		0,7			
		***	**		***						**		
Gallopamil	11,3	10,3	8,8	10,0	10,6	9,3	17,7	8,8	22,1	8,3	26,5	8,1	28,3
(n=22)	1,6	1,5		1,6		1,1		0,8		0,6		0,7	
		***			**		*		*				
Atenolol/	11,2	9,9	11,6	8,6	23,2	8,2	26,8	7,9	29,5	7,9	29,5	7,6	32,1
Nifedipin	1,0	1,1		0,9		0,7		0,5		0,5		0,5	
(n=35)		***	***		**		*		*				
Acebutolol/	11,8	10,2	13,6	9,6	18,6	8,5	28	7,9	33,1	7,7	34,7		
Nifedipin	1,1	1,0		1,0		0,6		0,5		0,5			
(n=14)		***	***		***		**						
Atenolol/	11,1	10,1	9	9,7	12,6	8,6	22,5	7,9	28,8	7,9	28,8		
Enalapril	1,0	0,9		0,8		0,8		0,5		0,7			
(n=21)		***	*		**		**						

Tabelle 16. Mittelwerte und Standardabweichungen der relativen Wanddicke sowie deren prozentuale Veränderung vor sowie während der Langzeittherapie für die einzelnen Teilkollektive (* $p<0,05$, ** $p<0,01$, *** $p<0,001$)

Relative Wanddicke (RWT), Veränderung in %

	Vor Therapie	1/2 Jahr	%	1 Jahr	%	2 Jahre	%	3 Jahre	%	4 Jahre	%	5 Jahre	%
Metoprolol (n=25)	0,53 0,1	0,48 0,08 ***	– 9,4 **	0,44 0,07 ***	– 17 **	0,38 0,08 ***	– 28,3	0,39 0,05 ***	– 26,4	0,38 0,06 ***	– 28,3	0,37 0,05 ***	– 30,2
Gallopamil (n=22)	0,46 0,07	0,42 0,08 ***	– 8,7	0,41 0,08 ***	– 10,9	0,40 0,06 ***	– 13 *	0,38 0,05 ***	– 17.4 **	0,35 0,03 ***	– 23,9	0,34 0,04 ***	– 26,1
Atenolol/ Nifedipin (n=35)	0,47 0,07	0,43 0,07 **	– 8,5 ***	0,37 0,05 ***	– 21,3	0,35 0,05 ***	– 25,5	0,34 0,04 *	– 27,7	0,33 0,04 ***	– 29,8	0,31 0,04 ***	– 34
Acebutolol/ Nifedipin (n=14)	0,5 0,06	0,43 0,06 ***	– 14 *	0,41 0,06 ***	– 18 ***	0,36 0,05 ***	– 28 **	0,33 0,03 ***	– 34	0,32 0,03 ***	– 36		
Atenolol/ Enalapril (n=21)	0,44 0,05	0,41 0,05 ***	– 6,8 **	0,39 0,04 ***	– 11,4 **	0,35 0,04 ***	– 20 **	0,32 0,03 ***	– 27,3	0,32 0,04 ***	– 27,3		

Tabelle 17. Mittelwerte und Standardabweichungen der enddiastolischen und endsystolischen Dimension vor sowie während der Langzeittherapie für die einzelnen Teilkollektive (*p < 0,05, **p < 0,01, ***p < 0,001)

	Vor Therapie	½ Jahr	1 Jahr	2 Jahre	3 Jahre	4 Jahre	5 Jahre
Enddiastolische Dimension des LV (LVID$_d$)							
Metoprolol	46,0	45,6	46,2	47,9	46,6	47,5	47,3
(n = 25)	4,4	4,6	4,7	5,2	5,2	4,9	4,4
Gallopamil	50,1	49,4	50,0	47,5	46,9	47,9	47,8
(n = 22)	5,8	6,1	5,6	5,5	4,1	4,2	3,9
Atenolol/	48,2	47,5	47,6	47,6	47,5	47,9	48,4
Nifedipin (n = 35)	5,3	4,6	4,6	5,0	4,1	4,4	4,5
Acebutolol/	47,4	47,6	47,6	47,6	48,4	48,2	
Nifedipin (n = 14)	4,3	4,8	4,3	4,7	3,9	4,2	
Atenolol/	50,4	49,6	50,0	50,1	49,5	49,9	
Enalapril (n = 21)	5,0	5,0	4,8	4,7	4,9	4,5	
Endsystolische Dimension des LV (LVID$_s$)							
Metoprolol	27,5	27	27,4	26,8	26,7	25,5	25,2
(n = 25)	3,2	3,0	3,5	4,8	3,6	3,5	3,5
Gallopamil	30,1	29,2	29,9	28	27,1	26	25,1
(n = 22)	5,8	5,0	5,4	4,6	4,7	4,2	3,3
Atenolol/	28,3	27,8	28,2	26,8	25,6	25	24,9
Nifedipin (n = 35)	4,7	3,7	4,1	4,3	3,2	3,4	3,1
Acebutolol/	29,0	27,4	27,4	26,4	25,4	25	
Nifedipin (n = 14)	4,2	4,0	3,9	3,9	3,1	3,2	
Atenolol/	29,3	28,8	28,9	29,1	27,1	25,8	
Enalapril (n = 21)	3,6	3,7	3,7	3,2	3,3	3,1	

lich in zwei Gruppen ein, nämlich in jene mit einer enddiastolischen Dimension von = < 50 mm (Gruppe 1, n = 70, Tabelle 19) bzw. > 50 mm (Gruppe 2, n = 44), so zeigt sich, daß die Gruppe 1 mit dem kleineren Cavum eine signifikante (p < 0,001) Zunahme, die Gruppe 2 mit der signifikant größeren Ausgangsdimension des LV (p < 0,001) eine signifikante Abnahme (p < 0,001) erfährt. Das heißt, trotz des wesentlich höheren LVMI vor Therapie und des stärkeren prozentualen Abfalls von 45,4% durch die Behandlung, werden die „großen" Herzen der Gruppe 2 kleiner und die „kleinen" Herzen der Gruppe 1 größer und nähern sich damit der enddiastolischen Dimension normotensiver Kollektive.

Tabelle 18. Mittelwerte und Standardabweichungen der Fractional Shortening sowie deren prozentuale Veränderung vor und während der Langzeittherapie für die einzelnen Teilkollektive (* $p<0,05$, ** $p<0,01$, *** $p<0,001$)

Fractional Shortening (%; FS), Veränderung in %

	Vor Therapie	1/2 Jahr	%	1 Jahr	%	2 Jahre	%	3 Jahre	%	4 Jahre	%	5 Jahre	%
Metoprolol (n=25)	40,4 5,2	40,5 4,7	+ 0,3	40,7 5,8	+ 0,7	44,5 4,4 **	+ 10,2	42,9 4,6 *	+ 6,2 ***	46,4 5,1 ***	+ 14,6	49,9 5,0 ***	16,1
Gallopamil (n=22)	39,9 7,8	41,8 7,2	+ 4,8	40,3 6,1	+ 1	41,1 7,4	+ 3	42,5 6,6 **	+ 6,5 **	45,8 5,3 *	+ 14,8	47,6 4,0 ***	+ 19,3
Atenolol/ Nifedipin (n=35)	41,4 7,4	40,5 8,8	− 2,2	40,9 5,8	− 1,2	43,5 4,9 *	5,1	46,1 4,5 ***	11,4 *	47,8 4,6 ***	+ 15,5	48,3 4,4 ***	+ 16,7
Acebutolol/ Nifedipin (n=14)	43,2 5,5	43,4 5,8	+ 0,5	42,6 5,6	− 1,2	45,0 5,0	+ 4,5	47,6 4,0 **	10,2	48,2 4,2 ***	+ 11,5		
Atenolol/ Enalapril	42 3,9	42 5,5	0	42,4 4,9	+ 1	42,8 3,7	+ 1,9	45,2 3,6 **	+ 7,6 *	48,3 3,5 ***	+ 15		

Tabelle 19. Zeigt den Verlauf der echokardiographisch bestimmten enddiastolischen Dimension ($LVID_d$) und des linksventrikulären Muskelmassenindex (LVMI) vor und nach 5jähriger Therapie für die Gruppe 1 ($LVID_d = < 50$ mm vor Therapie) und Gruppe 2 ($LVID_d = > 50$ mm); ***p < 0,001

	Gruppe 1, $LVID_d = < 50$ mm (n = 70)		Gruppe 2, $LVID_d = > 50$ mm (n = 44)	
	$LVID_d$ (mm)	LVMI (g/m²)	$LVID_d$ (mm)	LVMI (g/m²)
Vor Therapie	44,9 ± 3,1	138,6 ± 29,4	53,9 ± 2,6	170,4 ± 26,1
Nach 5jähriger Therapie	46,4 ± 4***	79,7*** 13,3	51,3*** 3,2	93,1*** 13,7

Teilt man wiederum die Patienten willkürlich in zwei Gruppen ein, und zwar aufgrund der Fractional Shortening zu Beginn der Studie, so weisen die Patienten mit einer Fractional Shortening von = bzw. <40% (Gruppe 1, n = 53) nach 5 Jahren einen ausgeprägteren Anstieg von 35,9 ± 3,2% auf 46,2 ± 7,7% (p < 0,001, +29%) auf im Vergleich zu Gruppe 2 (Fractional Shortening > 40%, n = 61, 45,4 ± 4,4 auf 48,1 ± 4, p < 0,001, +6%).

Einzelverläufe

Neben der Diskussion der Mittelwerte und Standardabweichungen sind die Einzelverläufe von besonderem Interesse. Diese sollen anhand einiger echo-

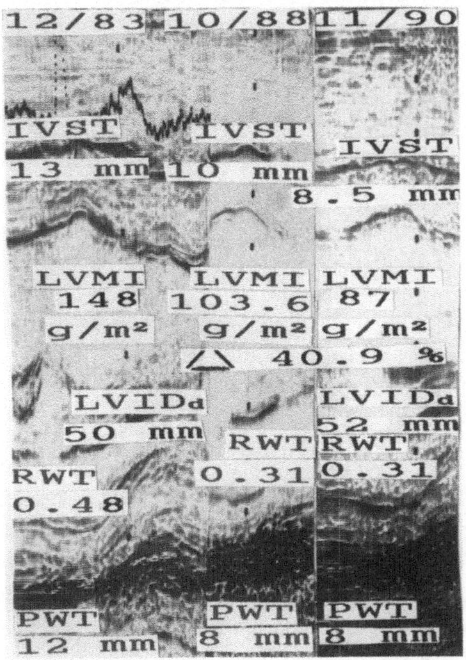

Abb. 70 zeigt den Rückgang der LVH bei einem 35jährigen Patienten nach 5 und 7 Jahren unter einer Betablocker-Kalziumantagonisten-Therapie. Dieser Verlauf ist repräsentativ für das Gesamtkollektiv bezüglich des Ausgangswertes des LVMI und der durch die Therapie erzielten Reduktion. Es kommt zu einer völligen Normalisierung der Septum- und Hinterwanddicke bei normaler relativer Wanddicke

kardiographischer Verläufe kurz diskutiert werden. Der in Abb. 70 dargestellte Verlauf entspricht in etwa den Mittelwertsbefunden. So wird ein mittelgradig erhöhter linksventrikulärer Muskelmassenindex von 148 g/m² im Verlauf von 6 Jahren auf einen normalen Wert von 87 g/m² reduziert, was einer prozentualen Senkung von 40,9% entspricht. Dabei erreichen die Septum- und Hinterwanddicken völlig normale Werte, und auch die relative Wanddicke ist komplett normalisiert, so daß von einer Totalremission auszugehen ist. Die Abb. 71 zeigt die Remission eines mittelgradig erhöhten linksventrikulären Muskelmassenindex von 135 g/m² auf einen tiefnormalen Wert von 73 g/m², was einer prozentualen Reduktion von 45,9% entspricht. Trotz der dünnen Wände von 7,5 mm ist die enddiastolische Dimension nicht verändert und die Fractional Shortening um 8,9% erhöht. Aber auch von deutlich höheren Ausgangswerten des linksventrikulären Muskelmassenindex, z. B. 167 g/m², lassen sich im Verlauf von 5 Jahren tiefnormale Werte für den linksventrikulären Muskelmassenindex von 74,2 g/m² Körperoberfläche nachweisen (Abb. 72), was einer 55,5%igen Reduktion entspricht. Trotz dieser ausgeprägten Reduktion zeigt sich eine gering verbesserte Fractional Shortening und eine eher kleinere enddiastolische Dimension des LV. Besonders bei jüngeren Hochdruckkranken mit linksventrikulärer Hypertrophie (Abb. 73) scheint es so zu sein, daß im zeitlichen Verlauf eine schnelle Regression zu erzielen ist. So wird hier bereits nach ca. einem Jahr der linksventrikuläre Muskelmassenindex von 152 g/m² Körperoberfläche auf 104 g/m² Körperoberfläche und somit um 31,4% gesenkt. In den folgenden 4 Jahren zeigt sich nur ein abgeflachter Verlauf auf 87 g/m² Körperoberfläche. Auch hier finden sich wieder tiefnormale Septum- und Hinterwanddicken bei unveränderter enddiastolischer Dimen-

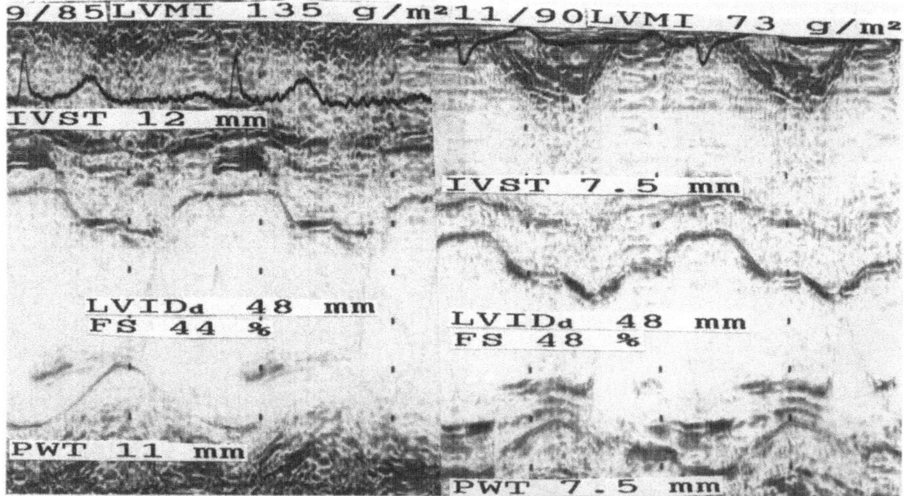

Abb. 71 zeigt im Verlauf von 5 Jahren eine ausgeprägte Reduktion des LVMI auf einen tiefnormalen Wert. Trotzdem ist die Fractional Shortening um 8,9% angestiegen und die enddiastolische Dimension noch unverändert

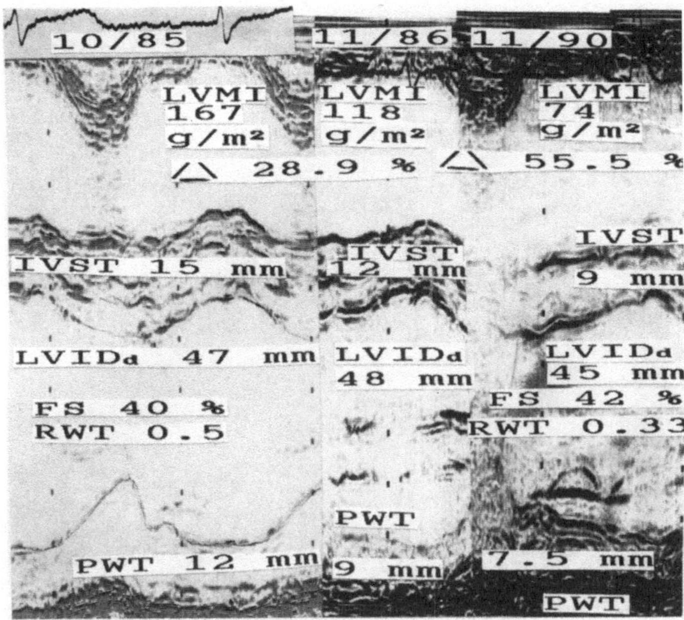

Abb. 72 zeigt, daß auch bei deutlich erhöhtem LVMI tiefnormale Werte nach 5jähriger Therapie erzielt werden können, ohne daß die enddiastolische Dimension zunimmt bzw. die Fractional Shortening abnimmt

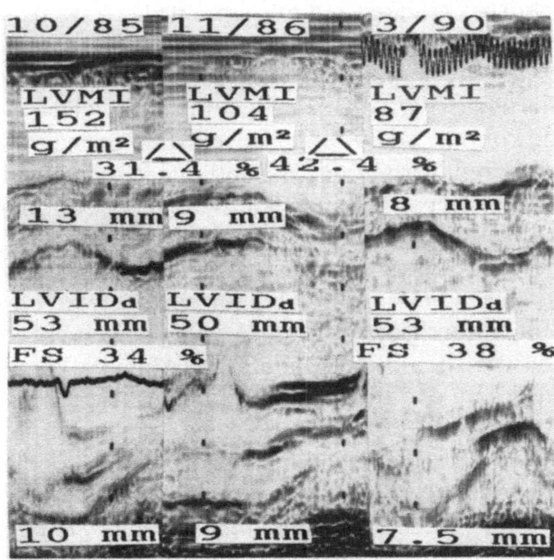

Abb. 73 zeigt die schnell eingetretene Regression bei einem 24jährigen Hypertoniker mit einem deutlich abgeflachten Verlauf in den weiteren 4 Jahren

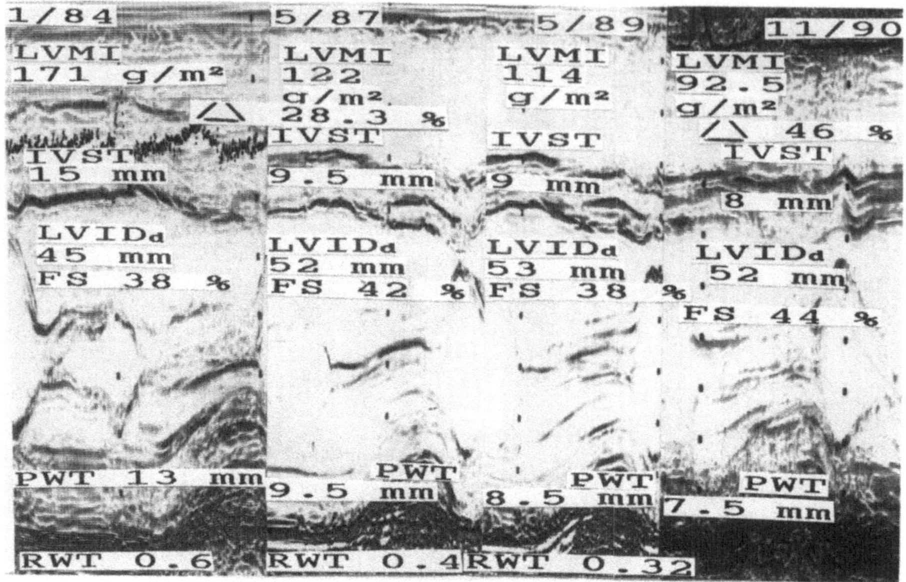

Abb. 74 zeigt den knapp 7jährigen Verlauf einer 25jährigen Hochdruckkranken mit deutlich erhöhtem LVMI vor Therapie (weitere Erklärungen s. Text)

sion und verbesserter Fractional Shortening. Eine schnelle Regression der Wanddicken mit später abgeflachtem Verlauf zeigt sich auch in der Abb. 74 bei einer jungen weiblichen Hochdruckkranken mit ausgeprägter linksventrikulärer Hypertrophie vor Einschluß in die Behandlung. Jedoch ist der prozentuale Abfall des LVMI in den ersten drei Jahren zunächst gar nicht so ausgeprägt, da es zu einer Ummodellierung der zuvor kleinen enddiastolischen Dimension im Sinne einer Zunahme kommt. Diese zunächst vergrößerte enddiastolische Dimension nimmt im weiteren Verlauf der Behandlung jedoch nicht zu, und es kommt nun zu einer kontinuierlichen und signifikanten Reduktion der Septum- und Hinterwanddicke auf tiefnormale Werte und somit auch zu einer ausgeprägten Reduktion des linksventrikulären Muskelmassenindex um 46% auf 93 g/m² Körperoberfläche. Die Fractional Shortening steigt um 15,8% an und entspricht damit dem durchschnittlichen Anstieg des Gesamtkollektivs. Möglicherweise lassen sich bei älteren Patienten (Abb. 75) keine kompletten Regressionen erzielen, wenn der linksventrikuläre Muskelmassenindex, wie in diesem Beispiel mit 188 g/m² Körperoberfläche vor der Therapie deutlich erhöht ist. Trotz guter Blutdruckeinstellung ließ sich bei diesem 67jährigen Patienten auch nach 5 Jahren nur eine prozentuale Abnahme von 31,4% auf 129 g/m² erzielen. Auch bei diesem Patienten blieb die enddiastolische Dimension unverändert mit einem leichten Anstieg der Fractional Shortening.

Aber auch bei jüngeren Hochdruckkranken, wie bei dem in Abb. 76 gezeigten Verlauf eines 45jährigen Hochdruckkranken, lassen sich trotz prozen-

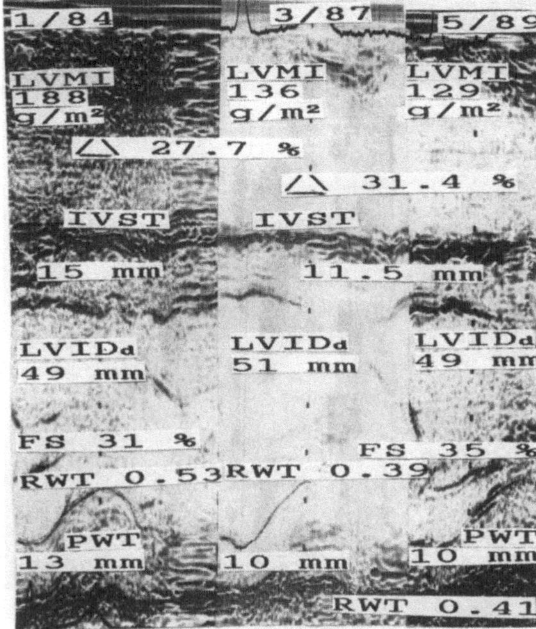

Abb. 75 zeigt eine inkomplette Regression bei einem 67jährigen Hochdruckkranken trotz 5jähriger Therapie und befriedigender Blutdruckeinstellung (weitere Erklärung s. Text)

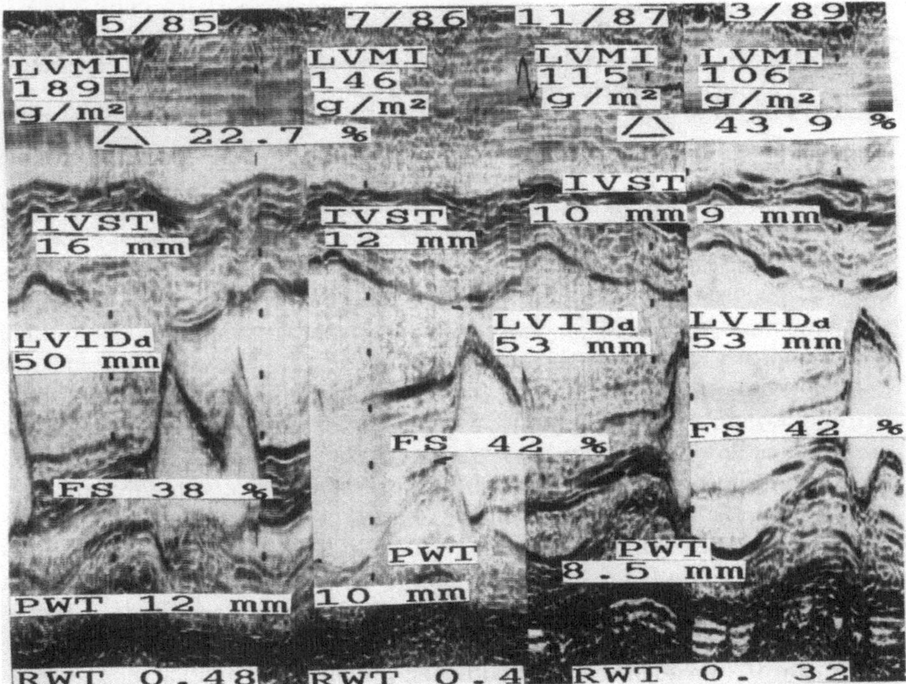

Abb. 76. Verlauf des deutlich erhöhten LVMI vor Therapie innerhalb 4 Jahren (weitere Erläuterungen s. Text)

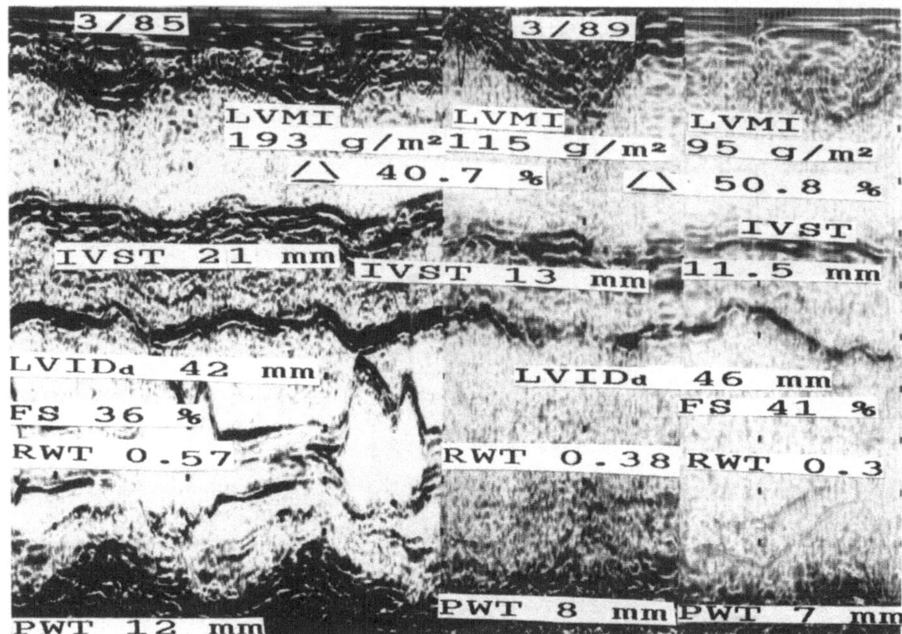

Abb. 77 zeigt den Verlauf des linksventrikulären Muskelmassenindex einer 48jährigen Hochdruckkranken mit ausgeprägter Septumverdickung und kleiner enddiastolischer Dimension. Es kommt zu einer Halbierung des linksventrikulären Muskelmassenindex, leichter Zunahme der zuvor verkleinerten enddiastolischen Dimension und gesteigerter Fractional Shortening (weitere Erläuterungen s. Text)

tual ausgeprägter Reduktion von 44% bei deutlich erhöhtem Ausgangswert des LVMI von 189 g/m² Körperoberfläche auch nach 4 Jahren noch keine komplette Regression erzielen. Der Verlauf zeigt jedoch, daß dieses in der weiteren Beobachtung zu erwarten ist. Wie bereits in Kap. 1.3 angesprochen, ist manchmal die Differentialdiagnose zwischen hypertropher Kardiomyopathie und Hochdruckherz schwierig und die medikamentöse Therapie führt erst zur richtigen Diagnose (Abb. 77). Bei dieser 48jährigen Hochdruckkranken ließ sich im Verlauf von 6 Jahren selbst eine Septumdicke von 21 mm auf eine grenzwertige Verdickung von 11,5 mm zurückführen. Dieses galt auch für den deutlich erhöhten linksventrikulären Muskelmassenindex von 193 g/m², der auf 94,9 g/m² Körperoberfläche und damit um 50,8% reduziert wurde. Hier zeigte sich auch der bereits diskutierte Befund, daß kleine enddiastolische Dimensionen im Verlauf der Regression größer werden und daß hieraus auch ein Anstieg der Fractional Shortening resultiert. Auf der anderen Seite kann die signifikante Rückführung einer deutlichen Septumverdickung (Abb. 78) von 18 mm auf 10 mm auch zu einer deutlichen Zunahme der enddiastolischen Dimension von 44 auf 57 mm führen, was somit nur eine geringe Abnahme des linksventrikulären Muskelmassenindex von 155 auf 125 und somit um 19,4%

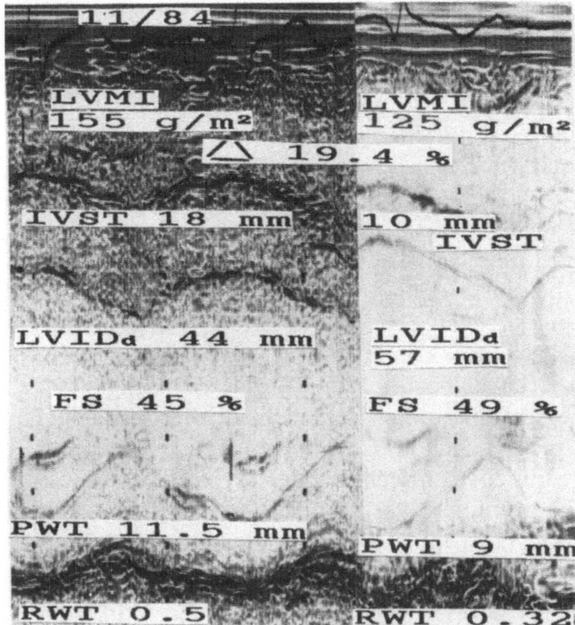

Abb. 78 zeigt den Verlauf eines 50jährigen Hochdruckkranken, bei dem es während 5 Jahren zwar zu deutlicher Abnahme der Septum- und Hinterwanddicken kam, aber aufgrund der deutlichen Zunahme der enddiastolischen Dimension nur eine geringe Abnahme des LVMI resultierte (weitere Erklärungen s. Text)

bedeutet. Trotz der enddiastolischen Durchmesserzunahme war die Fractional Shortening im Vergleich zum Ausgangswert verbessert, und der Patient klagte über keinerlei objektive Beschwerden einer Herzinsuffizienz und war auch ergometrisch unverändert gut belastbar. Bei solchen, zumindest in unserer Ambulanz seltenen Verläufen, müssen verschiedene Faktoren neben der antihypertensiven Behandlung berücksichtigt werden. Zum einen kommt es hierzu bei Patienten, die ein Ausdauertraining durchführen, was allerdings bei diesem Patienten nicht der Fall war. Zum anderen können solche Ummodellierungen auch dann auftreten, wenn das Gewicht des Patienten deutlich zunimmt, was für diesen Patienten galt, oder andere Einflüsse, wie z. B. Alkoholabusus (konnte bei diesem Patienten nicht sicher ausgeschlossen werden), hinzukommen.

Diskussion der eigenen Befunde

In dieser ersten kontrollierten und prospektiven Langzeituntersuchung zur Rückbildungsfähigkeit einer echokardiographisch gesicherten Linksherzhypertrophie bei zuvor unbehandelten Hochdruckkranken konnten 93,4% der primär in die Studie eingeschlossenen Patienten nach 5 Jahren nachuntersucht werden, was für die Aussagekraft der Ergebnisse wesentlich ist. So konnten Komsuoglu et al. [122] von 80 Patienten nach 3 Jahren nur 40 und somit 50% nachverfolgen, was die Allgemeingültigkeit der Aussage einschränkt.

Sowohl durch die Monotherapie mit einem Betarezeptorenblocker oder einem Kalziumantagonisten als auch ganz besonders durch die Kombination beider Substanzgruppen sowie durch die Kombination eines Betablockers und eines ACE-Inhibitors konnte nicht nur der Blutdruck signifikant gesenkt, sondern auch die Linksherzhypertrophie zurückgeführt bzw. die linksventrikuläre Muskelmasse normalisiert werden. Die gute Übereinstimmung zwischen den in dieser Studie vor Therapie ermittelten echokardiographischen Befunden und den an anderen Hochdruckkollektiven gewonnenen Daten [21, 22, 39, 44, 46, 92, 113, 197, 199, 249] zeigt, daß diese Langzeitstudie an einem repräsentativen Kollektiv Hochdruckkranker durchgeführt wurde. So ist zum Beispiel der mittlere linksventrikuläre Muskelmassenindex des Gesamtkollektivs von 151 g/m^2 in guter Übereinstimmung mit den von Savage et al. [199] für die Framingham-Studie angegebenen Werte von 159 bzw. 152 g/m^2 für 40- bis 49- bzw. 50- bis 59jährige Hochdruckkranke mit LVH.

Trotz der guten Reproduzierbarkeit echokardiographischer Untersuchungen ist ein Vergleich von Regressionsstudien unterschiedlicher Untersucher nur begrenzt zulässig, wenn nicht folgende Voraussetzungen erfüllt sind: Es dürfen nur Hochdruckkranke mit zuvor unbehandelter Hypertonie (kein Einschluß nach einer Auswaschphase) und mit echokardiographisch einwandfrei gesicherter linksventrikulärer Hypertrophie und normaler linksventrikulärer systolischer Funktion eingeschlossen werden. Die Ausgangswerte der Linksherzhypertrophie sowie das mittlere Alter der Patientengruppen sollten identisch sein, und es muß eine annähernd gleich starke Blutdrucksenkung unter Ruhebedingungen gefordert werden.

Auch wenn es sich bei den hier vorgelegten Untersuchungen nicht um eine randomisierte Studie handelt, so erfüllen doch die einzelnen Patientenkollektive die oben genannten Kriterien und erlauben bei sonst identischer Methodik (z. B. stets gleicher Echokardiographie-Untersucher) einen Vergleich. So war die prozentuale Abnahme des LVMI vor allem in den ersten 2 Jahren deutlich unterschiedlich ausgeprägt und auch noch nach 3 bzw. 5 Jahren ließ sich ein signifikanter Unterschied zwischen der Monotherapie mit Metoprolol und Gallopamil und der Kombinationstherapie mit Atenolol bzw. Acebutolol und Nifedipin nachweisen.

Trotz der angesprochenen methodischen Einwände ergeben sich bei der Reduktion des LVMI gute Übereinstimmungen mit den Kurzzeituntersuchungen anderer Autoren (Tabelle 20, 21, Abb. 79), wenn die jeweilige Dosierung und die Dauer der Therapie berücksichtigt werden. So wurde von Sau et al. [197] in einer Studie mit 100 mg Atenolol über 12 Monate eine Abnahme des LVMI von 20,2% (von 159 auf 127 g/m^2) und von Dimitriou et al. [39] unter 200 mg Betaxolol über 9 Monate eine Abnahme von 20,7% (von 159 auf 126 g/m^2) beschrieben, die mit der hier gezeigten Reduktion unter Metoprolol nach 13 Monaten von 22% (152 auf 118 g/m^2) gut übereinstimmt. Interessanterweise wurde von Ibrahim et al. [97] und Gosse et al. [84] schon nach 2monatiger Therapie mit 100 mg Atenolol bzw. 10 mg Bisoprolol eine Reduktion von 11,1 bzw. 10,6% beschrieben.

In allen diesen Studien kam es übereinstimmend zu Abnahmen der Septum- und Hinterwanddicken bei unverändertbleibender enddiastolischer Dimension.

Tabelle 20. Veränderungen des linksventrikulären Muskelmassenindex durch antihypertensive Therapie *LVM(g)

| Antihypertensiva | Linksventrikulärer Muskelmassenindex (g/m^2) | | | Therapie Dauer in Monaten | Anzahl der Patienten | Autoren |
	Vor Therapie	Nach Therapie	Änderung in %			
β-Rezeptorenblocker						
200 mg Metoprolol	152	129	−15,0	6	25	Franz et al.
		118	−22	13		
100 mg Atenolol	159	127	−20,2	12	15	Sau et al.
20 mg Betaxolol	159	126	−20,7	9	14	Dimitriou et al.
100 mg Metoprolol	134	112	−16,4	16	8	Corea et al.
100–400 mg Metoprolol	136	120	−11	6	9	White et al.
100 mg Atenolol	126	112	−11,1	2	17	Ibrahim et al.
10 mg Bisoprolol	151	135	10,6	2	8	Gosse et al.
Zentralwirkende Sympathikolytika						
α-Methyldopa 500 mg	139	109	−21,6	18	4	Wollam et al.
α-Methyldopa 500–700 mg	359*	235	−34,5	9	4	Fouad et al.
α-Methyldopa 1000–1500 g	223	209	− 6,2	3	16	Feldstein et al.
Urapidil 120–180 mg	226*	207	− 8,4	3	13	Feldstein et al.
Clonidin 150–45 ng	139	112	−19,5	12	8	Strauer et al.
α-Rezeptorenblocker						
Trimazosin	268*	276	+ 3	18	11	Drayer et al.
Calzium-Antagonisten						
100 mg Gallopamil	159	136	−14	8	22	Franz et al.
		131	−18	15		
60–120 mg Nifedipin	163	139	−14,7	9	12	Strauer et al.
20–40 mg Nitrendipin	235	202	−14,8	12	11	Vogt et al.
10 mg Felodipin	143	124	−13,3	6	10	Cerasola et al.
		112	−21,7	12	−	
10–30 mg Nitrendipin	133	116	−12,8	3	17	Grossmann et al.
240–360 mg Diltiazem	242*	217	−10,3	1	9	Amodeo et al.
240 mg Verapamil	100	94	− 6	3	10	Schmieder et al.

Tabelle 21. Veränderungen des linksventrikulären Muskelmassenindex durch antihypertensive Therapie *LVM(g)

ACE-Inhibitoren	Linksventrikulärer Muskelmassenindex (g/m^2)			Therapie in Monaten	Anzahl der Patienten	Autoren
	Vor Therapie	Nach Therapie	Änderung in %			
40 mg Enalapril	107	94	−12,1	3	7	Nakashima et al.
		94	−12,1	6		
10–40 mg Enalapril	210	182	−13,4	6	13	Motz et al. et al.
		189	−10	9		
20–80 mg Lisinopril	124	109	−12	3	10	Garavaglia et al.
20 mg Enalapril	134	123	− 8,2	2	11	Gosse et al.
10–20 mg Enalapril	295*	243	−17,6	18	7	Picca et al.
Perindopril 2–4 mg	147	125	−15	3	16	Asmar et al.
Diuretika						
25 mg HCT 50 mg Triamteren	198	208	+ 5,1	12	12	Motz et al.
HCT	144	140	− 2,8	18	7	Wollam et al.
50–100 mg HCT	146	146	0	3	10	Messerli et al.
Kombinationen						
50 mg Atenolol 20 mg Nifedipin	150	118	−21	8	35	Franz et al.
		103	−31	12		
200 mg Acebutolol 20 mg Nifedipin	151	121	−20	7	14	Franz et al.
		109	−28	12		
50 mg Atenolol 10 mg Enalapril	143	120	−16	7	21	Franz et al.
		112	−21,7	13		
160 mg Verapamil 25 mg HCT 50 mg Triamteren	196	142	−27,5	12	20	Klaus et al.
Trimazosin Polythiazide	234*	237	+ 1,3	18	8	Drayer et al.

ACE-Inhibitoren	Linksventrikulärer Muskelmassenindex (g/m^2)			Therapie in Monaten	Anzahl der Patienten	Autoren
	Vor Therapie	Nach Therapie	Änderung in %			
Prazosin 8 mg Propranolol 160 mg		-34 g/m^2	?	12	8	Leenen et al.
Hydralazin 236 mg Propranolol 160 mg	?	-9 g/m^2	?	12	11	Leenen et al.
Captopril 50–150 mg 50 mg HCT (n = 8)	101	87	$-13,9$	3	12	Ventura et al.

Auch für die Reduktion des LVMI durch Kalziumantagonisten ergeben sich zwischen den eigenen Daten und denen anderer Autoren in der Kurzzeittherapie gute Übereinstimmungen. Die von uns unter 100 mg Gallopamil nach 8monatiger Therapie beschriebene Abnahme um 14% (von 159 auf 136 g/m^2) entspricht der von Strauer et al. [224] unter 60–120 mg Nifedipin über 9 Monate von 14,7% (163 auf 139 g/m^2) bzw. der Reduktion aus der gleichen Arbeitsgruppe [242] unter 10–40 mg Nitrendipin nach 12 Monaten von 14,8%. Auch für Kalziumantagonisten scheint eine Reduktion der linksventrikulären Muskelmasse schon kurz nach Therapiebeginn nachweisbar zu sein. So wurde von Amodeo et al. [4] schon nach 4 Wochen eine Reduktion des LVMI um 10,3% unter Diltiazem beschrieben.

Auch für ACE-Inhibitoren wurden signifikante Reduktionen des LVMI beschrieben. Im Vergleich zu den Ergebnissen mit Betarezeptorenblockern und Kalziumantagonisten erscheinen jedoch die prozentualen Abnahmen geringer zu sein. Allerdings weisen die meisten Untersuchungen nur eine Verlaufsbeobachtung von 3–9 Monaten auf. So wurde von Nakashima et al. [169] nach 6monatiger Therapie mit 40 mg Enalapril eine Reduktion von 12,1% beschrieben, die einer Untersuchung von Motz et al. [161] entspricht, die bei einer Dosierung von 10–40 mg Enalapril nach 6 Monaten eine Reduktion von 13,4% nachweisen konnten.

Von Shahi et al. [214] wurde bei 25 Hypertonikern und einem unserer Studie vergleichbaren Alter von 49 Jahren unter einer durchschnittlichen Tagesdosis von 93 mg Captopril über 9 Monate eine Reduktion des LVMI von 124 g/m^2 auf 115 g/m^2 gemessen. Es muß offen bleiben, ob die relativ geringe prozentuale Abnahme des LVMI um nur 7,3% für die Therapie mit dem ACE-Hemmer Captopril repräsentativ ist oder ob es auch dadurch zu erklä-

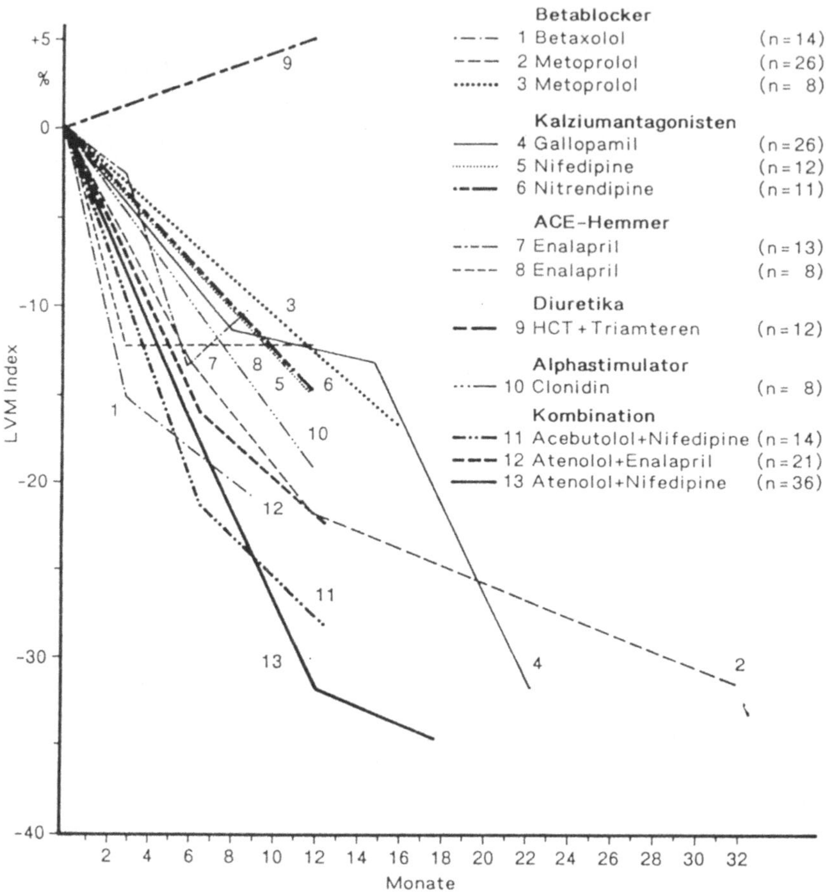

Abb. 79. Prozentuale Rückbildung des linksventrikulären Muskelmassenindex im Verlauf der antihypertensiven Therapie in Monaten. Dargestellt sind die Ergebnisse verschiedener Autoren (1 Dimitriou; 3 Corea et al.; 2, 4, 11, 12, 13 Franz et al.; 5, 6, 7, 9, 10 Strauer et al.; 8 Nakashima)

ren ist, daß nur 12 der 25 Patienten zuvor unbehandelt waren, der Ausgangswert des LVMI mit 124 g/m² eher gering und die Therapie mit 9 Monaten relativ kurz war. Gerade diese Untersuchung verdeutlicht, wie wichtig Langzeituntersuchungen an zuvor unbehandelten Patienten mit deutlich erhöhtem Ausgangswert des LVMI (in unseren Studien 151 g/m²) sind. So ergab unsere Langzeituntersuchung, daß die prozentuale Abnahme des LVMI um so größer ausfiel, je höher der LVMI vor Therapiebeginn war. Diese Korrelation war zwar schon nach 1 Jahr signifikant nachweisbar, jedoch nach 5 Jahren wesentlich stärker ausgeprägt. Das heißt, die prozentual zu erzielende Abnahme des LVMI durch die Therapie wird wesentlich bestimmt durch die Behandlungsdauer, aber auch den Ausgangswert des LVMI.

In der einzigen zur Zeit verfügbaren Untersuchung von mehr als einem Jahr wurde von Picca et al. [184] unter 10–20 mg Enalapril nach 18 Monaten deshalb nicht überraschend eine Reduktion von 17,6% nachgewiesen.

Auf der anderen Seite erlaubt der von Schulman et al. [207] bei knapp 70jährigen Hypertonikern vorgelegte Vergleich zur Wirkung von Verapamil und Atenolol auf die linksventrikuläre Muskelmasse keine allgemein gültige Aussage, da sowohl in der Verapamil-Gruppe (LVMI 104 ± 5 g/m^2) als auch in der Atenolol-Gruppe (LVI 109 ± 9 g/m^2) der Mittelwert des LVMI besonders unter Berücksichtigung des Alters der Patienten nur grenzwertig erhöht war. Hinzu kommt, daß die Patienten zuvor antihypertensiv behandelt waren und hierdurch möglicherweise die individuell zu erzielende maximale Regression (auch in Abhängigkeit vom Fibrosegrad) bereits erreicht worden war.

Von Wollam et al. [255] wurde für Alphamethyldopa nach 18monatiger Therapie eine Reduktion des LVMI um 21,6% beschrieben, die der Abnahme von 19,5% durch Clonidin nach 12 Monaten (Strauer et al. [224]) entspricht. Demgegenüber ließ sich für die Alpha-1-Blocker Trimazozin nach 18 Monaten und Prazosin nach 3 Monaten keine Reduktion der linksventrikulären Muskelmasse nachweisen [43, 94]. Auch für die Diuretika wurden trotz ausreichender Ruheblutdrucksenkung von Drayer et al. [42], Motz et al. [224] und Wollam et al. [255] nach 12- bzw. 18monatiger Therapie mit Hydrochlorothiazid keine signifikante Reduktion des linksventrikulären Muskelmassenindex nachgewiesen. Eine vergleichende Darstellung einiger dieser Studien enthält die Abb. 79.

Untersuchungen über den Effekt einer Kombinationsbehandlung auf die Regression der LVH liegen nur spärlich vor. So wurde von Drayer et al. [43] unter der Kombinationstherapie aus Trimazozin und Polythiazid nach 18 Monaten keine signifikante Beeinflussung des LVMI nachgewiesen, wogegen Klaus et al. [116] unter der Therapie mit Verapamil in Kombination mit einem Diuretikum nach 12 Monaten eine Reduktion von 27,5% beschrieben wurde.

Julien et al. [104] berichteten über eine 6monatige doppelblind kontrollierte Studie zur Beeinflussung des Blutdruckes und der LVM bei schwer therapierbaren Hochdruckkranken, die unter einer Basistherapie mit 200 mg Metroprolol und 80 mg Furosemid/die standen. Die zusätzliche Gabe von im Mittel 269 mg Captopril (Gruppe 1) bzw. 20 mg Minoxidil (Gruppe 2) erbrachte zwar eine gleichstarke zusätzliche Blutdrucksenkung, aber einen unterschiedlichen Effekt auf die LVM. Diese nahm in der Gruppe 1 signifikant ab (LVMI von 236 g/m^2 auf 198 g/m^2, $p < 0,001$), blieb aber in der Gruppe 2 unbeeinflußt (LVMI 212 g/m^2 vor und 221 g/m^2 nach Therapie). Trotz der Therapie mit 200 mg Metoprolol kam es unter Minoxidil zu einem Anstieg der Herzfrequenz von 58 auf 65 min^{-1}, so daß die durch Minoxidil hervorgerufene sympathoadrenerge Gegenregulation nicht komplett antagonisiert war und hierdurch möglicherweise auch der fehlende Effekt auf die LVH erklärt werden kann.

Untersuchungen über die Wirkung einer Kombinationsbehandlung, bestehend aus einem Betarezeptorenblocker und einem Kalziumantagonisten vom Nifedipin-Typ, liegen bisher in der Literatur nicht vor. Beim Vergleich der eigenen Daten mit denen der Literatur erwies sich die Kombination aus Atenolol bzw. Acebutolol und Nifedipin bezüglich der Reduktion der linksventrikulären Muskelmasse am effektivsten (Abb. 79). Das Ausmaß der Regression nach nur 12 Monaten von über 30% mag auf den ersten Blick überraschend sein, entspricht aber in etwa dem Rückgang der linksventrikulären Muskelmasse nach operativer Korrektur einer Aortenstenose durch Klappenersatz. So wurde von Krayenbühl et al. [124] bei Patienten mit Aortenstenose und einem LVMI von 198 g/m² 14 Monate nach Operation eine Reduktion von 31% beschrieben. Eine Nachfolgeuntersuchung über 17,5 Monate prae- und postoperativ bei Patienten mit Aortenstenose ergab nach Untersuchungen von Hess et al. [96] eine Abnahme des LVMI um 37,3% (LVMI 188 auf 118 g/m²). Köhler et al. [121] verfolgte 23 Patienten mit Aortenstenose prae- und postoperativ über einen Zeitraum von 21 Monaten. In diesem Zeitraum ließ sich eine Abnahme der linksventrikulären Muskelmasse um 43,3% nachweisen. Somit ist die durch eine antihypertensive Behandlung erreichbare Reduktion der linksventrikulären Muskelmasse durchaus vergleichbar mit Patienten prae- und postoperativ nach Aortenklappenersatz.

Neben der ausgeprägten prozentualen Reduktion der linksventrikulären Muskelmasse um 44% für das Gesamtkollektiv nach 5 Jahren müssen die erzielten Absolutwerte des LVMI für die Teilkollektive diskutiert werden. So wurde für alle Gruppen bei eindeutig erhöhten Ausgangswerten vor der Therapie ein mittlerer LVMI von kleiner als 90 g/m² erzielt mit einem niedrigsten Wert von 78,5 ± 13 g/m² unter der Therapie mit Atenolol und Nifedipin. Der nach 5 Jahren für das Gesamtkollektiv erzielte Mittelwert von 84 ± 15 g/m² entspricht den von Umali et al. [239], Devereux et al. [35] sowie Dunn et al. [46] angegebenen altersentsprechenden Normalwerten von 84,8 ± 11, 84 ± 24 bzw. 87 ± 6 g/m². Auch die von diesen Autoren angegebenen Normalwerte für die Septumdicken (9,1 + 1,4; 9,5 ± 1,7; 8 ± 1) und für die Hinterwanddicken (8,6 ± 0,8; 8,4 ± 1,9; 8 ± 1 mm) wurden durch das Gesamtkollektiv nach 5 Jahren mit 9,2 ± 0,9 bzw. 8 ± 7 mm erreicht. Dieses gilt auch für die enddiastolische Dimension des linken Ventrikels von 48,2 ± 4,4 mm nach 5 Jahren und die relative Wanddicke (RWT von 0,33 ± 0,05), die den von Devereux et al. [92] und Dunn et al. [46] angegebenen Werten von 49 ± 5 und 49 ± 1 bzw. 0,34 ± 0,09 und 0,33 entsprechen.

Auch von Ventura et al. [241] wurde für ein Kollektiv von 12 Hypertonikern und einem mittleren Alter von 51 Jahren eine Reduktion des LVMI von 107 ± 9 auf 87 ± 8 g/m² beschrieben. Die Autoren schlossen damals aus den Ergebnissen, daß auch bei einem normalen LVMI eine Reduktion möglich sei. Es stellt sich jedoch die Frage, ob ein LVMI von über 100 g/m² bei Hochdruckpatienten nicht doch schon einer LVH entspricht.

Als wesentlichster Befund der hier dargestellten Resultate ergibt sich, daß unter Berücksichtigung eines oberen Grenzwertes für den LVMI von > 131 g/m² für Männer und 100 g/m² für Frauen [199] nach einem Jahr nur noch 20,8%, nach 3 Jahren 2,6% und nach 5 Jahren kein Patient die echokardiographischen Kriterien einer Linksherzhypertrophie erfüllten, obwohl vor Therapie dieses in 76,9% der Fall war. Dieses hieße, daß nach 5 Jahren in

100% eine komplette Remission der LVH erzielt werden konnte. Nun hängt allerdings der prozentuale Anteil der Patienten mit einer Totalremission von der Wahl des oberen Grenzwertes des LVMI ab. Nach eigener Einschätzung erscheint dieser obere Grenzwert als zu hoch angesetzt. Wählt man jedoch einen sicher eher zu niedrigen Wert von 95 g/m^2 für Männer und Frauen, wie er von uns zu Beginn der Studie bei fehlenden Normalwerten willkürlich gewählt wurde, so ergibt sich dennoch ein sehr hoher Prozentsatz an kompletten Remissionen. Ausgehend von einem Wert größer als 95 g/m^2 erfüllten vor Behandlung 99,2% der Patienten dieses Kriterium für eine LVH. Nach einem Jahr wiesen noch 70,9% des Gesamtkollektivs eine LVMI von > 95 g/m^2 auf mit einer kontinuierlichen Abnahme auf 30,8 nach 3 Jahren bzw. 18% nach 5 Jahren. Das heißt, das auch unter Zugrundelegung eines sehr niedrig gewählten Grenzwertes nach 5 Jahren noch bei 82% aller Patienten eine totale Remission erzielt werden konnte. In diesem Zusammenhang ist es erwähnenswert, daß auch für Patienten mit Zustand nach Aortenklappenersatz eine hohe Rate an Totalremissionen, nämlich $^2/_3$ aller Fälle [124], nachgewiesen wurde.

Daß aber auch bei Patienten mit einem „noch normalen" LVMI typische hochdruckbedingte Wandhypertrophien vorliegen können und diese auch durch eine antihypertensive Therapie korrigierbar sind, belegt der einzige Patient dieser Studie, der vor Therapiebeginn einen LVMI von < 95 g/m^2 aufwies. Bei deutlich verdickter Wand des Septums und der Hinterwand von 13,5 bzw. 11 mm ergab sich aufgrund einer sehr kleinen enddiastolischen Dimension des LV von 36,5 mm nur ein LVMI von 91,4 g/m^2. Wegen der verdickten Herzwände und der deutlich pathologisch gestörten Relation zwischen Wanddicken und enddiastolischer Dimension (RWT 0,63) wurde er dennoch in die Studie eingeschlossen. Nach 5jähriger Therapie wurde sein LVMI auf 63,3 g/m^2 und seine Septum- und Hinterwanddicken auf 8 bzw. 7 mm reduziert bei einem RWT von 0.32.

2.5 Bestimmende Faktoren für die Entwicklung und Rückführung der LVH

2.5.1 Haemodynamische Faktoren

Sicher sind das in dieser Studie nachgewiesene Ausmaß der Regression einer LVH und der hohe Prozentsatz an Totalremissionen nicht grundsätzlich übertragbar auf alle Hochdruckkranke mit einer LVH. So wurden in dieser Studie Patienten mit einer KHK und oder begleitenden Klappenerkrankung ausgeschlossen, also Erkrankungen, die das Ausmaß der erzielbaren Regression einschränken können (Abb. 80). Auch wurden nur solche Patienten eingeschlossen, die echokardiographisch und nach den NYHA-Kriterien eine normale linksventrikuläre Funktion aufwiesen. Es ist deshalb offen oder durchaus möglich, daß bei hypertrophierten Herzen mit bereits dilatiertem linken Ventrikel und eingeschränkter linksventrikulärer Funktion die Ergebnisse dif-

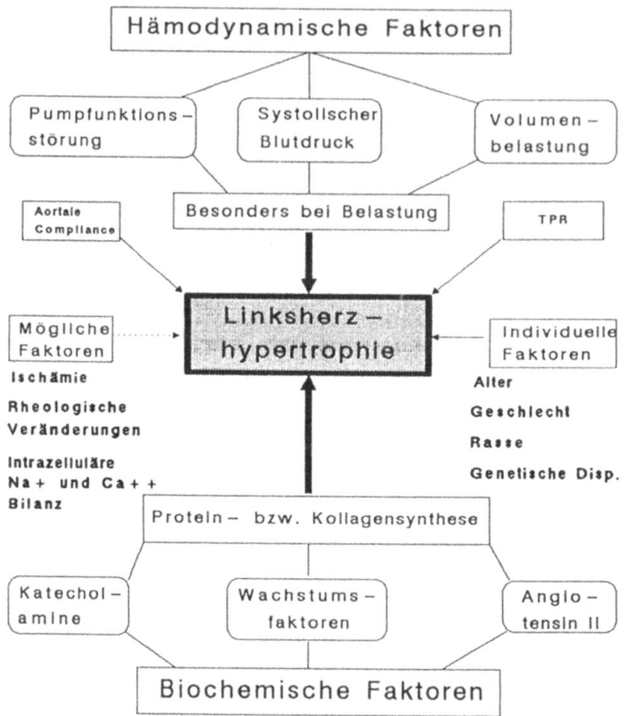

Abb. 80. Faktoren, die die Entwicklung und Rückbildung der Linksherzhypertrophie beeinflussen. Dabei sind vor allen Dingen die haemodynamischen und biochemischen Faktoren von besonderer Bedeutung

ferieren können. Allerdings konnten Köhler et al. [121] bei Patienten mit Aortenstenose und LVH unabhängig vom Ausmaß der enddiastolischen Dimension nach Klappenersatz eine prozentual gleichstarke Reduktion der linksventrikulären Muskelmasse nachweisen. So wiesen jene Patienten mit einer enddiastolischen Dimension von > 52 mm vor dem operativen Eingriff 21 Monate nach Klappenersatz eine prozentuale Abnahme von 49,8% (LVM von 446 g auf 224 g) auf, jene mit einer enddiastolischen Dimension von < 52 mm eine Reduktion von 39% (LVM von 347 g auf 209 g) auf. Dieses gilt auch, wenn man die Patienten nach der zuvor bestehenden Fractional Shortening einteilt. Die Ergebnisse bestätigen somit unsere Befunde, daß bei gleicher Therapiedauer die prozentuale Abnahme des LVMI um so stärker ausfällt, je höher der Ausgangswert der linksventrikulären Muskelmasse ist.

Ein weiterer Faktor, der das Ausmaß der Regression beeinflussen könnte, ist das Alter des Patienten und die Dauer der Therapie, wenn man spekuliert, daß der prozentuale Anteil des Bindegewebes an der linksventrikulären Muskelmasse hiervon abhängig sein könnte.

Auf der anderen Seite wurde gerade von Schulman et al. [207] gezeigt, daß auch bei knapp 70jährigen Hypertonikern eine Regression der LVH möglich ist mit konsekutiver Verbesserung der diastolischen Funktion und Aufrechterhaltung der systolischen Funktion, und zwar ebenfalls bei körperlicher Belastung und nach Absetzen der antihypertensiven Medikation.

Auch wenn wir aus den Framingham Daten [133, 134] wissen, daß das Auftreten einer LVH sowohl mit dem Alter als auch vor allen Dingen mit der Höhe des systolischen Blutdrucks im Verlauf der vorangegangenen 30 Jahre korreliert, aber auch zum Beispiel mit der momentanen Höhe des systolischen Blutdrucks während einer echokardiographischen Untersuchung, so wurde doch von verschiedenen Autoren keine oder schwach signifikante Korrelation zwischen der Höhe des Gelegenheitsblutdruckes und dem Ausmaß der LVH beschrieben [34, 37, 44, 70, 189, 193]. Ein möglicher Grund für die fehlende Beziehung zwischen der Höhe des Blutdrucks und dem Ausmaß der Hypertrophie könnte sein, daß der Gelegenheitsblutdruck die Druckbelastung des linken Ventrikels über den Tag nicht adäquat widerspiegelt. So beschrieben Devereux et al. [34], daß nur der Gelegenheitsblutdruck, während der Arbeit gemessen, mit dem Ausmaß der LVH korrelierte und nicht mit dem Blutdruck, gemessen an arbeitsfreien Tagen. Die Autoren folgerten damals aus den Ergebnissen, daß die Blutdruckanstiege aufgrund von wiederkehrendem Streß für die Entwicklung einer linksventrikulären Hypertrophie von besonderer Bedeutung sein dürften. Hierfür sprechen auch die Ergebnisse von Ren et al. [189], die die Beziehung zwischen dem systolischen Blutdruck während einer Laufbandergometrie und der echokardiographisch bestimmten linksventrikulären Muskelmasse untersuchten. Sie konnten zeigen, daß die Korrelation zwischen dem systolischen Belastungsblutdruck und dem LVMI besser war, als die zum systolischen Ruheblutdruck (r = 0,58 bzw. r = 0,16). 76% der untersuchten Personen, die bei der Ergometrie einen systolischen Grenzwert von 190 mm Hg überschritten, wiesen einen erhöhten LVMI auf, was nur bei 8% jener Patienten der Fall war, die unterhalb dieses Grenzwertes blieben. Besonders hervorzuheben ist in dieser Untersuchung, daß die Beziehung zwischen linksventrikulärer Muskelmasse und systolischem Belastungsblutdruck statistisch unabhängig und zusätzlich zum Ausmaß der körperlichen Aktivität war.

Entsprechende Befunde wurden von Gottdiener et al. [86] bei 39 unter Ruhebedingungen normotensiven Männern und einem mittleren Alter von 45 Jahren vorgelegt. Bei 14 von 22, die bei maximaler Ergometrie einen systolischen Belastungsblutdruck von 210 mm Hg bzw. höher aufwiesen, ließ sich echokardiographisch eine LVH (LVMI > 134 g/m^2) nachweisen, aber nur bei einem mit niedrigerem Belastungsblutdruck. Für das Gesamtkollektiv ließ sich eine signifikante Korrelation (r = 0,65, n = 39, p < 0,001) zwischen LVMI und maximalem systolischen Belastungsblutdruck nachweisen. In Übereinstimmung mit den Untersuchungen von Ren et al. bestand auch in dieser Untersuchung keine Beziehung zur körperlichen Fitness. Dieses ist um so wichtiger, da wir in eigenen Untersuchungen zeigen konnten, daß bei gleicher Blutdruckhöhe das Ausmaß der LVH bei ausdauertrainierten Hochdruckkranken signifikant erhöht ist [73] (Abb. 82). Auch Nathwani et al. [170] berichteten, daß trotz fehlender Korrelation zum Gelegenheitsblutdruck eine signifikante

Korrelation (r = 0,68) zum systolischen Blutdruck während submaximaler Ergometrie bestand.

Auch Otterstad et al. [175] berichteten bei normotensiven Personen über eine signifikante Korrelation zwischen dem systolischen Belastungsblutdruck bei Ergometrie und der linksventrikulären Muskelmasse.

Wong et al. [256] untersuchten das Blutdruck- und Herzfrequenzverhalten während Ergometrie bei Hochdruckkranken mit und ohne LVH im Vergleich zu Kontrollpersonen. Auch hier zeigte sich auf maximaler Leistungsstufe bei Hochdruckkranken mit LVH ein Blutdruckanstieg auf 235/107 mm Hg im Vergleich zu jenen ohne LVH mit 201/97 mm Hg und im Vergleich zur Kontrollgruppe mit 174/87 mm Hg. Eine interessante Brücke bezüglich der Messung des Blutdrucks als Gelegenheitsblutdruck, während der 24-Stunden-Blutdruckmessung unter Fahrradergometrie, schlägt die Untersuchung von White et al. [249]. Jene Patienten, die nur einen erhöhten Gelegenheitsblutdruck, jedoch ein normales 24-Stunden-Blutdruckprofil (121/76 mm Hg) und ein normales Tagesprofil (126/79 mm Hg) aufwiesen, wurden als "Office Hypertensives" klassifiziert im Gegensatz zu einer Gruppe von "Daytime Hypertensives", die bei gleichem Gelegenheitsblutdruck (151/101 mm Hg) ein erhöhtes 24-Stundenprofil (137/91 mm Hg und Tagesprofil von 146/97 mm Hg) aufwiesen. Diese "Daytime-Hypertensives" wiesen nun im Vergleich zu den "Office Hypertensives" und den normotensiven Kontrollpersonen einen signifikant erhöhten linksventrikulären Muskelmassenindex (135 bzw. 97 bzw. 91 g/m^2) sowie eine reduzierte diastolische Funktion und eine eingeschränkte Ejektionsfraktion bei maximaler Leistung auf. Interessanterweise war aber auch ihr maximaler Blutdruck während Ergometrie mit 218/114 mm Hg im Vergleich zu den "Office Hypertensives" mit 195/91 mm Hg bzw. den Normotensiven mit 188/88 mm Hg signifikant erhöht. Die Ergebnisse bestätigen zum einen frühere Untersuchungen [60, 61], daß durch eine Ergometrie Patienten mit erhöhtem Gelegenheitsblutdruck entweder einem normotensiven oder einem hypertensiven Kollektiv zugeordnet werden können und im Falle einer positiven Belastungsreaktion auch ein erhöhtes 24-Stunden-Blutdruckprofil aufweisen [156]. Zum anderen aber auch, daß eine enge Beziehung zwischen erhöhtem systolischen Belastungsblutdruck und dem Vorliegen einer linksventrikulären Hypertrophie bei Hochdruckkranken besteht.

In diesem Zusammenhang erscheinen auch die Untersuchungen von Molineux et al. [199] besonders interessant, die bei 72 männlichen Jugendlichen im Alter von 14–16 Jahren zeigen konnten, daß trotz gleichem Ruheblutdruck der systolische Blutdruckanstieg während Ergometrie bei jenen Kindern signifikant höher ausfiel, deren Eltern eine arterielle Hypertonie aufwiesen im Vergleich zu jenen mit negativer Hochdruckanamnese. Dieses wurde von Wilson et al. [254] auch für normotensive Männer im Alter von 28 Jahren beschrieben. Hier könnte sich ein Zusammenhang ergeben mit den Untersuchungen von Culpepper et al. [28], die bei heranwachsenden Kindern hypertensiver Eltern signifikant dickere Herzwände fanden, als bei Kindern gleichen Alters, Rasse und Geschlechts mit normotensiven Eltern. Auch von Radice et al. [186] wurde bei normotensiven Nachkommen hypertensiver Eltern eine er-

höhte linksventrikuläre Muskelmasse, größere Wanddicken und eine zum Teil
veränderte diastolische Funktion (Alli et al. [2]) beschrieben und in diesem Zusammenhang auf einen möglichen genetischen Faktor hingewiesen. Wenn es
eine solche genetische Determination gibt, so stellt sich natürlich die Frage, ob
diese das Ausmaß der Septumverdickung und der linksventrikulären Muskelmasse bestimmt und dadurch der systolische Belastungsblutdruck ansteigt
oder ob der Belastungsblutdruck genetisch determiniert ist und hieraus sich
schon frühzeitig eine Zunahme der linksventrikulären Muskelmasse entwik-
kelt.

In einer Untersuchung an 62 zuvor unbehandelten Hypertonikern konnte
Baumgart et al. [9] für den systolischen Blutdruck während der 24-Stunden-
Blutdruckmessung eine bessere Korrelation zur linksventrikulären Muskelmasse nachweisen als für den ergometrisch ermittelten Druck. Diese Daten
bedürfen bezüglich ihrer Allgemeingültigkeit einer Einschränkung, da sie sicher nicht an einer repräsentativen Gruppe Hochdruckkranker gewonnen
wurden. Eine Erklärung für die Diskrepanz zu den bisher zitierten Befunden
dürfte sein, daß die Daten bei Patienten mit grenzwertiger bzw. beginnender
Hypertonie erhoben wurden. Darunter befanden sich einige normotensive
oder, wie nach White und Mitarbeitern [249], als "Office hypertensive"
(Sprechstundenhypertoniker) zu bezeichnende Patienten. Dafür spricht nicht
nur der niedrige 24-Stunden-Blutdruck dieser Patientengruppe von
$132 \pm 13/82 \pm 10$ mm Hg, sondern der auch während Ergometrie bei 100 Watt
gemessene Blutdruck von $184 \pm 20/109 \pm 16$ mm Hg. Im Vergleich zu den bisher diskutierten Blutdruckwerten während der Ergometrie und den uns für
diese Altersgruppe vorgeschlagenen und inzwischen als Empfehlung bestätig-
ten [142] oberen Grenzwert von 200/100 mm Hg bei 100 Watt ist der durch-
schnittliche systolische Blutdruck dieser Gruppe sogar als normotensiv anzusehen. Hierbei ergibt sich eine deutliche Diskrepanz zu den erwähnten Daten
von White et al. [249] während der Ergometrie, die mit unseren Befunden
gut übereinstimmen. Hinzu kommt, daß die Korrelation zwischen
Echokardiographie-Daten und Blutdruck während der Ergometrie nur für 41
von 62 Patienten berechnet wurde und deshalb schon wegen der kleineren
Fallzahl schlechter sein könnte. Dabei ist überraschend, daß in einer Altersgruppe zwischen 17 und 57 Jahren 21 Patienten nicht bis 100 Watt belastbar
waren; das entspricht nicht unseren Erfahrungen.

Daß bei Patienten mit grenzwertiger oder beginnender Hypertonie die
Korrelation zur Septumdicke besser ist, als zur linksventrikulären Muskelmasse, überrascht nicht. Zwar fehlen in der Publikation leider Angaben zur
linksventrikulären Muskelmasse, jedoch wiesen 36 Patienten eine normale
Septumdicke von 11 mm oder weniger auf. Nach den bereits erwähnten Untersuchungen von Culpepper et al. [28] sowie Radice et al. [186] ist die Septumverdickung (wenn auch noch im Normalbereich) sehr früh nachweisbar, selbst
bei noch normotensiven Patienten mit erblicher Hochdruckbelastung. Die in
dieser Untersuchung von den Autoren beschriebene höhere Korrelation zwischen 24-Stunden-Blutdruckmessung und der Kammer-Septumdicke (überwiegend noch normal dick) ist zwar von wissenschaftlichem Interesse, aber

zur Beurteilung des Hochdruckherzens von eingeschränkter Bedeutung. Die Aussage, daß „die diastolische Ventrikelwanddicke die Auswirkung des Blutdrucks auf die Myokardstruktur besser wiedergibt als der Massenindex", gilt deshalb nur für die Früherkennung (noch bevor der LVMI erhöht sein muß), nicht jedoch für die Beurteilung des Hochdruckherzens und die LVH im allgemeinen. Deshalb ist es noch einmal wichtig festzuhalten, daß nur der erhöhte LVMI und nicht die alleinige Septumverdickung als kardiovaskulärer Risikofaktor bzw. Indikator gilt. Besonders wenn die enddiastolische Dimension des linken Ventrikels bereits vergrößert ist, wird das Ausmaß der Druckbelastung am Herzen durch die alleinige Beurteilung der Wanddicken deutlich unterschätzt, weil selbst bei grenzwertigen Septumdicken der LVMI deutlich erhöht sein kann. Dieses wurde ja bereits an einigen Fallbeispielen demonstriert.

Die gleiche Frage wie zuvor bezüglich der Untersuchungen von Culpepper et al. bzw. Radice et al. [28, 186] diskutiert, stellt sich auch anläßlich der von Hammond et al. [74] vorgelegten Daten, die bei 28 essentiellen Hypertonikern mit erhöhter linksventrikulärer Muskelmasse im Vergleich zu 257 Hochdruckkranken mit gleichen Blutwerten, aber normalem LVMI, ein signifikant erhöhtes Herzzeitvolumen beschrieben. Haben diese Patienten ein erhöhtes Herzzeitvolumen, weil sie eine linksventrikuläre Hypertrophie haben oder wird die linksventrikuläre Hypertrophie ursächlich durch das initial erhöhte Herzzeitvolumen bestimmt? Nach Safar [194] wird das Ausmaß der LVH auch signifikant bestimmt durch die Compliance der Aorta, ein Befund, der besonders für ältere Hochdruckkranke von Bedeutung sein dürfte.

Die fehlende Korrelation zwischen Gelegenheitsblutdruck und linksventrikulärer Hypertrophie und die signifikante Beziehung zum systolischen Belastungsblutdruck und dem Tagesprofil in der 24-Stunden-Messung und somit den Blutdruckanstiegen im Alltag lassen vermuten, daß auch für die Rückbildung einer LVH durch eine antihypertensive Therapie die Beeinflussung von Belastungsreaktionen eine Rolle spielt. So könnten die unterschiedlichen Wirkungen von Antihypertensiva auf die Rückbildung der linksventrikulären Hypertrophie zumindest zum Teil auch durch eine unterschiedliche Beeinflussung des systolischen Belastungsblutdruckes erklärt werden [61, 69] (Abb. 81). Betarezeptorenblocker senken beispielsweise den systolischen Belastungsblutdruck während Ergometrie besonders ausgeprägt [58, 62, 64, 66] und stärker als Calziumantagonisten [64, 69], wogegen ACE-Inhibitoren [66] nur einen schwachen, und Diuretika [58] und Alpha-1-Rezeptorenblocker [62] keinen Einfluß auf den systolischen Belastungsblutdruck ausüben. Diese unterschiedlichen Effekte können erklären, warum Betarezeptorenblocker (auch Metoprolol in dieser Studie) zumindest im ersten Jahr der Therapie eine stärkere Reduktion der Linksherzhypertrophie im Vergleich zu Calziumantagonisten (auch Gallopamil in dieser Studie) bewirkten, während ACE-Hemmer [161, 169, 184, 214] weniger und Diuretika [42, 224, 255] und Vasodilatatoren [43, 94] nicht wirksam waren.

Von Leenen et al. [129] wurde darauf hingewiesen, daß die trotz Blutdrucksenkung ausbleibende Linksherzhypertrophie-Regression während Vasodilatator-Therapie vor allen Dingen durch die Volumenbelastung im Sin-

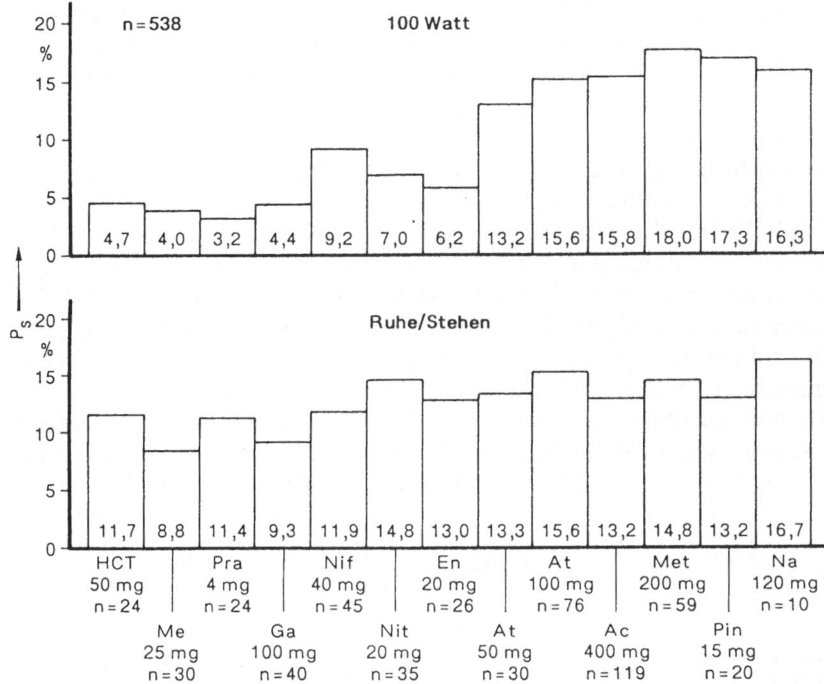

Abb. 81. Prozentuale Senkung des systolischen Blutdrucks in Ruhe und während der Ergometrie bei 100 Watt, vergleichend dargestellt für verschiedene antihypertensive Behandlungen, jeweils über 4 bzw. 6 Wochen, erstellt unter identischen Bedingungen (Franz et al.)

ne eines erhöhten Herzzeitvolumens bewirkt wird. Darüber hinaus wird das Ausmaß der LVH und möglicherweise die Regression bestimmt durch das Alter (Framingham-Studie), die Rasse [79], genetische Faktoren [28, 186] und das Übergewicht (Volumenbelastung) (Abb. 80). Auch die körperliche Aktivität [73, 82, 220] muß berücksichtigt werden. Bezüglich der angeführten Faktoren ergaben sich keine Unterschiede innerhalb der hier untersuchten 5 Kollektive, so daß das unterschiedliche Ausmaß der Regression hierdurch nicht erklärt werden kann. Dieses gilt auch für einen weiteren möglichen Mechanismus, der die LVH-Entstehung und -regression beeinflussen könnte, nämlich die myokardiale Ischaemie [223, 224], da Patienten mit ST-Streckensenkungen im Belastungs-EKG nicht in die Studie eingeschlossen wurden. Prinzipiell kann allerdings das Ausmaß einer LVH-Regression bei ischaemiegefährdeten Patienten davon abhängig sein, ob ein Antihypertensivum die gestörte O_2-Bilanz durch Senkung des O_2-Bedarfes (z. B. Senkung des Belastungsblutdrucks) bzw. Verbesserung des O_2-Angebotes (z. B. Anheben der Koronarreserve) verbessert.

Auch rheologische Veränderungen [259], wie zum Beispiel die Blutviskosität [131] und eine veränderte intrazelluläre Natrium- und Calziumkonzentration bzw. -mobilisation [137] weisen eine Beziehung zur linksventrikulären Hypertrophie auf, wurden jedoch bei unseren Patienten nicht untersucht.

Auch die körperliche Aktivität im Sinne eines Ausdauertrainings könnte das Ausmaß der Regression beeinflussen. Nach Untersuchungen von Jennings et al. [102] führte ein Ausdauertraining über 12 Monate zwar zu einer signifikanten Blutdrucksenkung und Reduktion des „Noradrenalin-Spoilover" (besonders Abfall der renalen sympathischen Aktivität), aber nicht zu einer Abnahme des linksventrikulären Muskelmassenindex. Allerdings wurde die Geometrie des Herzens durch das Training verändert, indem die Wanddicken abnahmen und die enddiastolischen Dimensionen zunahmen. Somit führte das Ausdauertraining mit Blutdrucksenkung zu einer Umwandlung eines mehr hochdruckinduzierten zu einem mehr ausdauerinduzierten Herzen (s. echokardiographische Diagnostik). Dieser Befund deckt sich mit den eigenen Ergebnissen von ausdauertrainierten Hochdruckherzen [73], die bei gleicher Blutdruckhöhe zwar einen höheren LVMI aufwiesen, der aber nur aufgrund der vergrößerten enddiastolischen Dimension zustande kam (Abb. 82).

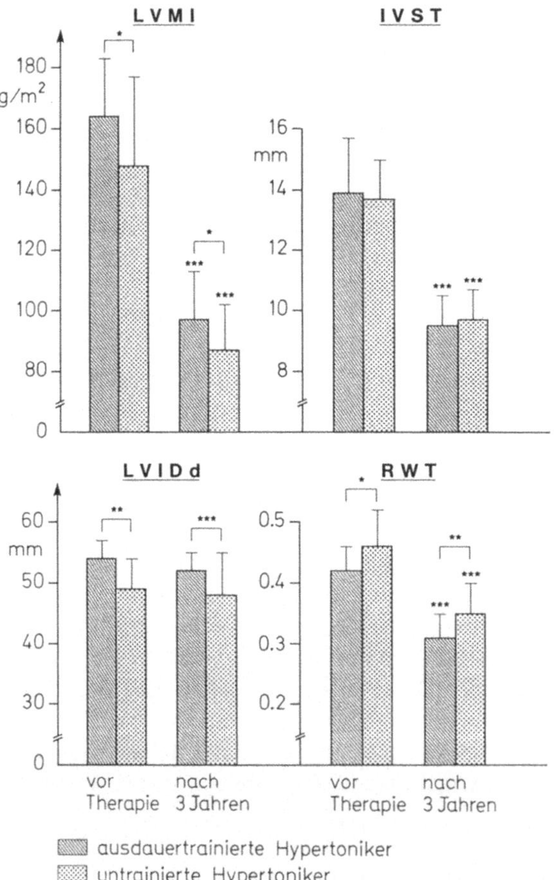

Abb. 82. Verhalten des linksventrikulären Muskelmassenindex vor und nach 3jähriger Therapie bei 50 untrainierten Hochdruckkranken im Vergleich zu 14 Hochdruckkranken, die ein regelmäßiges Ausdauertraining auch während der antihypertensiven Therapie durchführten (weitere Erläuterungen s. Text)

Abbildung 82 zeigt den linksventrikulären Muskelmassenindex, die Septumdicke und die enddiastolische Dimension sowie die relative Wanddicke bei 14 Hochdruckkranken, die schon vor Therapiebeginn 3–5 Trainingseinheiten pro Woche durchführten, und auch während der 3jährigen antihypertensiven Therapie ihr Ausdauertraining fortführten, vergleichend dargestellt zu 50 untrainierten Hochdruckkranken. Bei signifikant unterschiedlichen Muskelmasseninndeces vor Therapie von 164 ± 19 g/m² Körperoberfläche der rainierten Hochdruckkranken kam es im Verlauf der Therapie zu einer prozentual gleichstarken Reduktion bei vergleichbarer antihypertensiver Medikation. So wurde bei dem Ausdauertraining der linksventrikuläre Muskelmassenindex auf 97 g/m² ($p < 0,001$) um 40,8 und bei den Untrainierten auf 87 g/m² und somit um 41,2% reduziert. Aus praktischer Sicht scheinen diese Ergebnisse von wesentlicher Bedeutung zu sein, da sie zeigen, daß auch bei ausgeprägter Linksherzhypertrophie eine adäquate antihypertensive Therapie eine signifikante und befriedigende Rückbildung der Linksherzhypertrophie gleichen Ausmaßes erzielen kann, auch wenn ein Ausdauertraining fortgeführt wird. Verständlicherweise wird der linksventrikuläre Muskelmassenindex der Ausdauertrainierten trotz erfolgreicher Regression im Mittel- und im Einzelfall höher liegen als bei Untrainierten aufgrund der sportinduzierten LVH. Dieses wird vor allen Dingen deutlich in den Einzelbeispielen (Abb. 83, 84), wo ein linksventrikulärer Muskelmassenindex von 254 g/m² Körperoberfläche zwar um 44,5% reduziert wurde, aber nach wie vor mit 141 g/m² Körperoberfläche

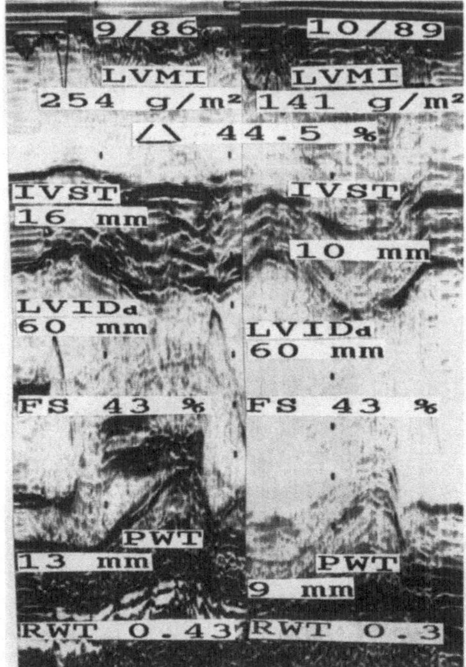

Abb. 83 zeigt den vor Therapie deutlich erhöhten LVMI von 230 g/m² bei einem ausdauertrainierten Hochdruckkranken, der trotz der durch die medikamentöse Therapie mit einem Calziumantagonisten in Kombination mit einem Betablocker erzielten 45%igen Reduktion nach wie vor einen erhöhten LVMI aufwies, der überwiegend ausdauerinduziert sein dürfte

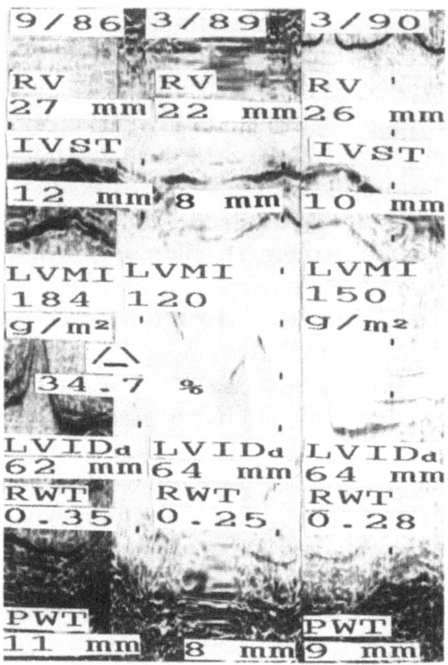

Abb. 84. M-Mode-Bild eines 48jährigen Hochdruckkranken vor (links) und nach 2½jähriger Therapie mit einem Betarezeptorenblocker und einem Calziumantagonisten (Mitte). Nach Absetzen der Therapie kam es im Verlauf eines Jahres wieder zu einer deutlichen Wanddickenzunahme und Zunahme des LVMI (rechts). Der Patient betrieb schon vor der Therapie ein langjähriges Ausdauertraining, welches er während der Behandlung fortsetzte

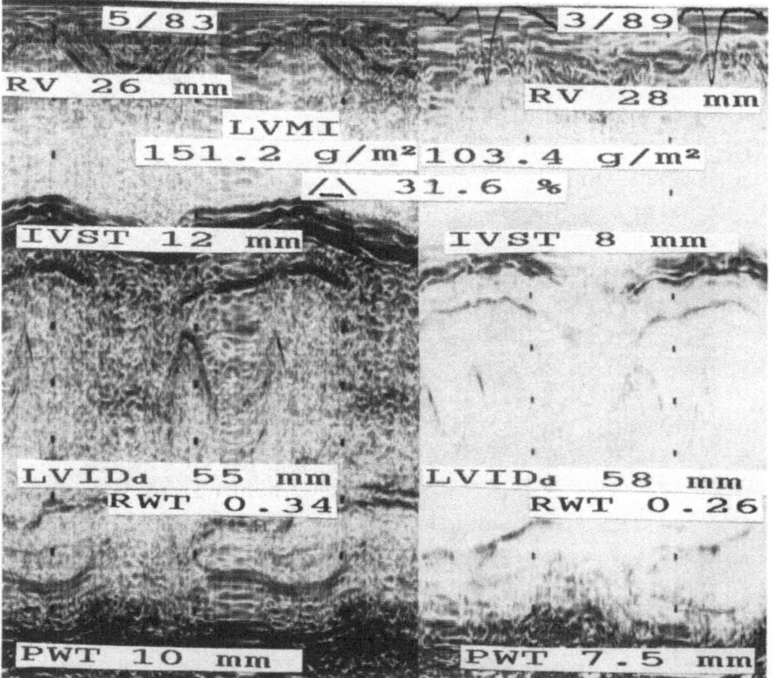

Abb. 85. Verlauf des LVMI während einer 6jährigen antihypertensiven Therapie und Fortführung eines zuvor bestehenden Ausdauertrainings (weitere Erklärungen s. Text)

ein deutlich erhöhter Index bestand. Abbildung 84 zeigt, daß durch die antihypertensive Therapie unter Fortführung des Ausdauertrainings eine signifikante Regression erzielt werden kann, daß diese aber verloren geht, wenn die antihypertensive Therapie abgesetzt wird. So kam es im Verlauf eines Jahres zu einem Wiederanstieg der Septum- und Hinterwanddicke und des linksventrikulären Muskelmassenindex um 30 g/m² Körperoberfläche. Wird allerdings die antihypertensive Therapie fortgeführt, so findet sich auch nach 6 Jahren bei Fortführung eines intensiven Ausdauertrainings eine befriedigende Rückbildung der Septum- und Hinterwanddicken bei guter Kontraktilität (Abb. 85).

2.5.2 Biochemische Faktoren

Allerdings stellt die Blutdrucksenkung für die Rückbildung einer LVH keine absolute Bedingung dar. Sowohl unter Alphamethyldopa [55] als auch unter Nitrendipin [119] wurde ohne Blutdrucksenkung eine Regression der LVH beschrieben. Dabei spielt vor allen Dingen die direkte und indirekte Beeinflussung der sympathischen Aktivität eine wesentliche Rolle (Abb. 86). Schon 1976 beschrieben Laks et al. [127] Noradrenalin als ein „trophogenes Hormon des Herzens", weil eine chronische Infusion subhypertensiver Dosen von Noradrenalin zu einer linksventrikulären Hypertrophie beim Hund führte. Dieser Befund wurde auch eindrucksvoll durch Untersuchungen von Yamori et al. [257] belegt. Wird durch eine Noradrenalin-Infusion bei zuvor normotensiven Ratten der Blutdruck angehoben, so entwickelt sich eine Linksherzhypertrophie, die durch gleichzeitige Gabe eines Betarezeptorenblockers signifikant verhindert werden kann, obwohl der durch Noradrenalin vermittelte Druckanstieg nur gering abgeschwächt wird. Auf der anderen Seite kann die zusätzliche Gabe eines Alphablockers zur Noradrenalin-Infusion einen Blutdruck-

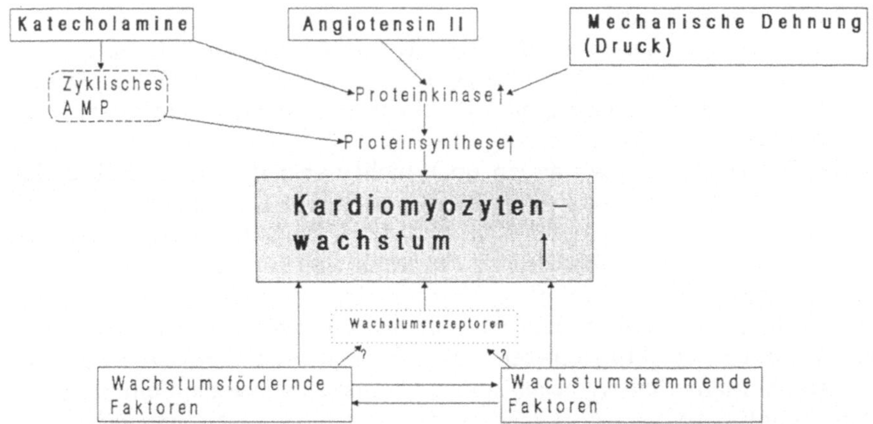

Abb. 86. Mögliche und nachgewiesene Angriffspunkte antihypertensiver Pharmaka auf die Entwicklung und Rückführung einer LVH

anstieg verhindern, nicht jedoch eine Zunahme der linksventrikulären Muskelmasse. Hierfür scheinen die direkten Wirkungen des Noradrenalins auf die Proteinsynthese [257, 260, 261] verantwortlich zu sein. Gibt man spontanhypertensiven Ratten einen Betarezeptorenblocker, so wird der Blutdruck nicht signifikant gesenkt, jedoch läßt sich eine signifikante Abnahme der myokardialen Proteinsynthese im Vergleich zu unbehandelten Kontrolltieren erzielen. Behandelt man diese spontanhypertensiven Ratten jedoch mit Hydralazin, so wird der Blutdruckanstieg signifikant verhindert, jedoch nicht die myokardiale Proteinsynthese beeinflußt [257]. Über diesen Mechanismus dürfte sich zumindest teilweise der ausgeprägte Einfluß von Betarezeptorenblockern, aber auch von Calziumantagonisten auf die Regression der LVH erklären.

Für die Rückbildung der LVH ist aber auch die Beeinflussung des Renin-Angiotensin-Aldosteron-Systems von Bedeutung [88, 210, 212]. So besteht eine signifikante Beziehung zwischen Herzgewicht und der Höhe der Plasma-Renin-Aktivität. Dabei stimuliert das Angiotensin II, wahrscheinlich sekundär vermittelt, die myokardiale Proteinsynthese [211, 212]. Neyses et al. [172] berichteten gerade, daß Angiotensin II an isolierten Kardiomyozyten ein Wachstums- und Differenzierungs-Gen induziert, das somit unabhängig ist vom Blutdruck und von neuralen und endothelialen Einflüssen, und das möglicherweise an der Hypertrophieentwicklung beteiligt ist. Darüber hinaus stimuliert Angiotensin II wahrscheinlich direkt Wachstumsfaktoren, die die Hypertrophie am Herzen und an den Widerstandsgefäßen modulieren können. Durch eine direkte Wirkung auf das Angiotensin II dürfte sich die Effektivität von ACE-Hemmern auf die LVH erklären, trotz unbefriedigender Senkung überhöhter systolischer Belastungsblutdrucke.

Auf der anderen Seite erklärt sich in diesem Zusammenhang (neben dem fehlenden Einfluß auf den systolischen Blutdruck) auch die nicht vorhandene Wirkung von Diuretika und Vasodilatatoren auf die LVH, da durch beide Therapieprinzipien die sympathische Aktivität und die Renin-Aktivität reflektorisch gesteigert wird.

Auch wenn in Zellkulturen die Stimulierung von Alpha-1-Rezeptoren zu einer Myozyten-Hypertrophie führt [143], konnte bisher am Menschen kein signifikanter Einfluß durch Alpha-1-Blockade auf die linksventrikuläre Muskelmasse nachgewiesen werden.

Von Sen et al. [213] wurde ein noch nicht näher definierter Faktor beschrieben, der aus dem Herzen spontanhypertensiver Ratten gewonnen werden kann und der in Myozyten-Kulturen das Wachstum beschleunigt. Als weitere das Wachstum stimulierende Faktoren sind (neben Katecholaminen und Angiotensin II) das PDGF A, Vasopressin, Bradykinin, Serotonin und das Thromboxan bekannt. Darüber hinaus sind Wachstumsinhibitatoren (Endothelin, Prostazyklin) wirksam. Ob diese Faktoren bzw. deren Rezeptoren durch Antihypertensiva beeinflußbar sind, ist zum jetzigen Zeitpunkt völlig unbekannt.

An der sich im Verlaufe der Hochdruckerkrankung entwickelnden Zunahme der linksventrikulären Muskelmasse ist aber nicht nur das Myozyten-

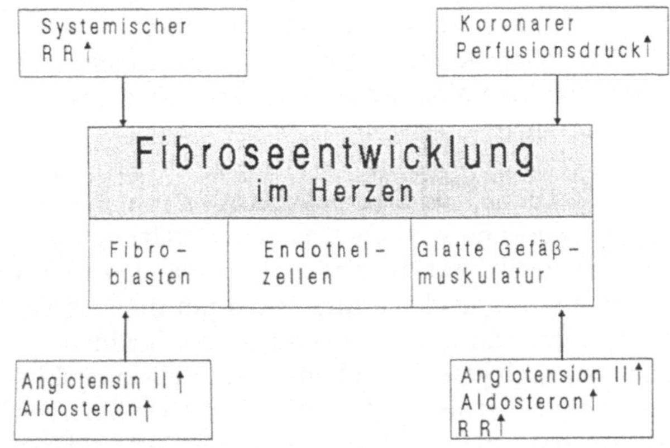

Abb. 87. Faktoren, die isoliert bzw. in Kombination die Fibroseentstehung des Hochdruckherzens fördern können

wachstum beteiligt, sondern auch das Bindegewebe. Dabei nimmt die Kollagen-Konzentration nicht nur interstitiell, sondern perivaskulär und intramural zu, und an der Bildung sind sowohl Fibroblasten, Endothelzellen und die glatte Gefäßmuskulatur beteiligt [247] (Abb. 87). Weber et al. [247] konnten im Tierexperiment zeigen, daß zwar auch die Druckbelastung im Ventrikel das Wachstum der Myozyten und somit die linksventrikuläre Muskelmasse bestimmt, daß aber vor allen Dingen die Erhöhung des koronaren Perfusionsdrucks zusammen mit erhöhten Konzentrationen von Angiotensin II und Aldosteron das Ausmaß der Fibrose bestimmt, die sich sowohl im linken als auch im rechten Ventrikel manifestiert. So ließ sich bei der renovaskulär erzeugten Hypertonie eine zunehmende Bindegewebskonzentration im Verlauf des Experiments zeigen.

Nach Untersuchungen von Keeley et al. [114] läßt sich überraschenderweise durch ACE-Hemmer trotz des oben erwähnten Zusammenhangs keine Regression des Kollagens erzielen, trotz Blutdrucksenkung, wohl aber eine Verhinderung bei frühzeitiger Gabe.

Auch Jalil et al. [101] konnten bei der renovaskulären Hypertonie der Ratte durch Vorbehandlung mit Captopril die Entwicklung einer Fibrose beeinflussen, was nach Michel et al. [157] auch für Perindopril gilt, aber unter Vorbehandlung mit Clonidin, Hydralazin bzw. Furosemid nicht beobachtet wurde. Die Schwierigkeiten, eine Regression zu erzielen, scheinen vor allen Dingen mehr durch den stark verzögerten Abbau als durch eine kontinuierliche Produktion bedingt zu sein. So beträgt z. B. bei der Ratte die Halbwertzeit für das Kollagen 60–90 Tage.

Zwar wurden endogene Proteasen in kardiovaskulären Geweben identifiziert, die Kollagen und Elastin abbauen können, aber zum jetzigen Zeitpunkt ist sehr wenig über die Natur dieser Enzyme, ihre Regulation und normale Rolle in diesen Geweben bekannt [114], noch weniger jedoch darüber, ob möglicherweise antihypertensive Substanzen ihre Aktivität erhöhen können und somit den Abbau beschleunigen.

Interessanterweise konnte von Motz et al. [162] an spontanhypertensiven Ratten gezeigt werden, daß durch die Behandlung mit Nifedipin nicht nur eine

Regression der LVH erzielt werden konnte, sondern daß es im gleichen Verhältnis auch zu einer Rückbildung des Kollagengehaltes kam, wogegen von Sen et al. [211] unter Alphamethyldopa eine prozentuale Zunahme beschrieben wurde.

Die Rückbildung der Fibrose bedarf somit im Vergleich zur Muskelhypertrophie eines wesentlich längeren Zeitraums. Dieser Verlauf kann möglicherweise durch Nifedipin wesentlich verkürzt werden, was eine Erklärung für die signifikant stärkere Rückbildung des LVMI, besonders in den ersten Jahren, durch die Therapie mit Betarezeptorenblockern und Nifedipin im Vergleich zu Betablockern und ACE-Hemmer sein könnte. Dieser unterschiedliche Effekt auf die LVH läßt sich bei identisch gesenktem Ruhe- und Belastungsblutdruck nur durch einen substanzspezifischen Unterschied zwischen Enalapril und Nifedipin in Kombination mit einem Betarezeptorenblocker erklären. Daß sich eine einmal etablierte Fibrose im Herzen zurückbilden kann, zeigen die Untersuchungen von Krayenbühl et al. [124]. So war 18 Monate nach Aortenklappenersatz bei deutlicher Regression der LVH eine relative Zunahme der Fibrose nachweisbar, was jedoch nicht für einen Zeitpunkt von 52 Monaten nach Klappenersatz galt.

Ob die nach 14monatiger Behandlung nach Erhöhung der Dosis von Gallopamil (trotz unveränderter Blutdrucksenkung) ausgeprägt einsetzende Regression durch eine dosisabhängige Beeinflussung des Kollagengehalts erklärt werden kann, müßte untersucht werden.

2.6 Pumpfunktion des Herzens nach Regression der LVH

Die sich im Verlauf der Hypertonie entwickelnde Hypertrophie ist zunächst als kompensatorischer Vorgang physiologisch sinnvoll, da hierdurch die Wandspannung gesenkt und die Kontraktilität gesteigert wird [223]. Deshalb wurde immer wieder vermutet, daß die Reduktion der zuvor verdickten Wand des linken Ventrikels in der Langzeittherapie eine Zunahme der enddiastolischen Dimension des linken Ventrikels und eine gestörte linksventrikuläre Funktion zur Folge haben könnte. Trotz der individuellen und im Mittelwert ausgeprägten Rückbildung der Wanddicken und des linksventrikulären Muskelmassenindex ließ sich in Übereinstimmung mit anderen Kurzzeituntersuchungen [21, 22, 24, 39, 53, 78, 81, 84, 90, 97, 161, 166, 169, 184, 193, 202, 205, 206, 214, 224, 241, 242, 248, 255] keine signifikante Zunahme der enddiastolischen Dimension nachweisen.

Bei der Untergruppenanalyse zeigt sich allerdings doch eine veränderte Geometrie des linken Ventrikels. Jene Herzen, die durch die konzentrische Hypertrophie ein kleineres Cavum vor Therapie aufwiesen, vergrößerten sich, wogegen jene mit primär vergrößerten enddiastolischen Dimensionen durch die Therapie kleiner wurden. Es zeigte sich somit eine Entwicklung hin zur Geometrie eines gesunden Herzens ohne LVH. Noch wesentlicher ist der Verlauf der Fractional Shortening als Maß für die Pumpfunktion des linken Ventrikels während der 5jährigen Therapie. Im Gegensatz zu der immer wieder befürchteten Abnahme im Sinne einer reduzierten Kontraktilität ließ sich nach 2jähriger Therapie und für einzelne Teilkollektive nach 3 bzw. 4 Jahren eine signifikante Zunahme der Fractional Shortening um 16% als Hinweis auf eine verbessert Pumpfunktion nachweisen. Auch wenn die Fractional Shortening in ihrem Ausmaß von der Nachlast mitbestimmt wird, ist diese Veränderung in der vorgelegten Studie im Sinne einer Kontraktilitätssteigerung zu werten, da die nach 4wöchiger Therapie erzielte Blutdrucksenkung als wesentliche Größe der Nachlast im Verlaufe der Behandlung unverändert blieb. Die Zunahme der Fractional Shortening und die verbesserte systolische Funktion nach Regression einer LVH decken sich mit Untersuchungen nach Schlant et al. [202], die im Rahmen der HDFP-Studie 68 Patienten vor Therapiebeginn und mit einer einmaligen echokardiographischen Kontrolle nach 5 Jahren untersuchten. Trotz einer eher milden Rückbildung der Linksherzhypertrophie um 17,4% zeigte sich eine signifikante Zunahme der Fractional Shortening (von 32 auf 41%) und der Ejektionsfraktion (von 68 auf 79%). Von Grossmann et al. [90] wurde bereits nach 3monatiger Therapie mit Nitrendipin ein Anstieg der Fractional Shortening von 41 auf 46% beschrieben.

Weiterhin wurde immer gemutmaßt, daß die nach erfolgter Regression nicht gestörte systolische Funktion möglicherweise nur unter Ruhebedingungen gelte, und daß bei plötzlichen Blutdruckanstiegen bzw. bei körperlicher Belastung eine Pumpfunktionsstörung manifest würde. Deshalb untersuchten Schmieder et al. [206] die linksventrikuläre Funktion 4 Wochen nach Absetzen einer Medikation, die im Verlauf von 11 Monaten eine signifikante Reduktion der linksventrikulären Muskelmasse erzeugt hatte. Trotz Wiederanstieg des Blutdrucks auf den Ausgangswert war die Fractional Shortening signifikant erhöht. In einer ähnlichen Versuchsanordnung konnte von Muisan et al. [166] gezeigt werden, daß nach Reduktion der Linksherzhypertrophie und anschließendem Absetzen der antihypertensiven Medikation und Wiedererreichen des Ausgangsblutdrucks die systolische linksventrikuläre Funktion nicht nur unter Ruhebedingungen, sondern auch unter Belastungsbedingungen unverändert blieb. Von Schulman et al. [207] wurde gerade berichtet, daß auch bei älteren Hochdruckkranken (mittleres Alter 68,5 Jahre) nach erfolgter Regression durch Verapamil und Absetzen der Medikation die Ejektionsfraktion in Ruhe, aber auch bei Belastung unverändert blieb. Dies konnte auch von White et al. [248] und Cerasola et al. [21], allerdings unter Fortbestehen der Medikation mit einem Betarezeptorenblocker bzw. einem Calziumantagonisten gezeigt werden.

Als Erklärungsmöglichkeit für die verbesserte systolische Funktion im Verlauf der Regression der LVH ist neben der Nachlaßsenkung vor allen Dingen eine verbesserte frühdiastolische Füllung anzusehen. Cuocolo et al. [27] konnten zeigen, daß die während der Belastung reduzierte systolische Funktion signifikant korrelierte mit dem Vorhandensein einer diastolischen Funktionsstörung und dem Ausmaß der LVH. Da sich bei unseren Patienten nicht nur die LVH zurückbildete, sondern auch eine Normalisierung der diastolischen Funktion eingetreten sein dürfte, könnte im Umkehrschluß der Anstieg der Fractional Shortening hierdurch zustande gekommen sein.

Zu Beginn der Langzeituntersuchung stand zur Beurteilung der diastolischen Funktion leider keine Dopplerechokardiographie zur Verfügung, und auf eine Beurteilung der diastolischen Funktion anhand des M-Mode-Bildes wurde aufgrund der schlechten Reproduzierbarkeit zumindest der eigenen Daten verzichtet. Somit kann leider keine Aussage über das Ausmaß und die prozentuale Häufigkeit einer diastolischen Funktionsstörung vor der Therapie und deren Beeinflussung im Verlauf der Langzeituntersuchung nach Regression der LVH gemacht werden. Von verschiedenen Autoren [21, 84, 207, 219, 242, 248] konnte jedoch gezeigt werden, daß nach Rückgang der linksventrikulären Hypertrophie auch die diastolische Funktion verbessert wurde. So konnte von White et al. [248] z. B. unter Betarezeptorenblocker-Therapie und nachgewiesener Regression der LVH schon nach 6 Monaten eine signifikant verbesserte diastolische Funktion nachgewiesen werden, was auch von Vogt et al. [242] unter Nitrendipin und von Smith et al. [219] für Nitrendipin als Monotherapie sowie in Kombination mit Propranolol oder Hydrochlorothiazid gezeigt wurde. Selbst schon nach nur 2monatiger Therapie mit Bisoprolol kam es zu einem signifikanten Anstieg des Quotienten aus E/A von 0,83 auf 1,07 als Ausdruck einer verbesserten diastolischen Funktion [84]. Eine Normalisierung der diastolischen Funktion durch antihypertensive Therapie und Regression der LVH wurde auch für ältere Hochdruckkranke beschrieben [207].

Die Normalisierung einer gestörten diastolischen Funktion Hochdruckkranker durch antihypertensive Behandlung bedeutet nicht nur eine verbesserte systolische Funktion, sondern auch eine Entlastung des erhöhten Vorhofdruckes und der sich einstellenden Dilatation mit der Neigung zu Vorhofarrhythmien.

Als weiterer Faktor kommt eine Abnahme der Kollagenkonzentration infrage, was auch den im zeitlichen Verlauf zur LVH-Regression späten Nachweis eines Anstieges der Fractional Shortening erklären würde. Ein weiterer Beitrag könne die Anhebung einer klinisch zuvor noch nicht erkennbar eingeschränkten Koronarreserve leisten.

In den Tierexperimenten konnte gezeigt werden, daß die Mediahypertrophie der Koronargefäße ebenso wie die der Widerstandsgefäße [91, 146, 157] durch Antihypertensiva reversibel ist. Bereits 20 Wochen alte spontanhypertensive Ratten haben im Vergleich zu gleichaltrigen normotensiven Ratten eine signifikant dickere Media der koronaren Widerstandsgefäße (23,5 mm versus 14,7 mm). Durch eine Langzeitbehandlung mit Felodipin von der 20. bis zur 40. Woche konnte eine Regression der Media um 50% erreicht werden (auf 15,1 mm), wogegen die unbehandelten Tiere nach 14 Wochen 32,2 mm aufwiesen. Hierdurch verbesserte sich die Wanddicken-/Radiusrelation von 1:3,4 auf 1:6,2 [50]. Auch unter der Therapie mit Nifedipin konnte der bei spontanhypertensiven Ratten nach 20 Wochen erhöhte Koronarwiderstand signifikant gesenkt werden, was zu einer erheblichen Zunahme der Durchblutungsreserve führte. Dieses konnte von Motz et al. [163] nach einer einjährigen antihypertensiven Behandlung auch am Menschen gezeigt werden.

Weiterhin ist die Rückführung bzw. Korrektur biochemischer Defekte als Erklärung für die verbesserte Pumpleistung zu diskutieren. So konnte bei der spontanhypertensiven Ratte eine reduzierte Calziumaufnahme und -bindung in den Myozyten nachgewiesen werden und eine Entkopplung zwischen AT-Pase und Calziumtransport [137]. Limas und Cohn [138] postulierten, daß Veränderungen der zyklischen AMP-abhängigen Proteinkinase-Aktivität den veränderten Calziumtransport und damit auch die reduzierte Kontraktilität und isometrische Relaxation erklären könnten. Darüber hinaus wurden eine reduzierte Alpha- und Betarezeptorendichte im hypertrophierten Herzen der hypertensiven Ratte und des Kaninchens [12] und ein verändertes Verhältnis der Myosinisoenzyme [140] mit veränderter Pumpleistung (reduzierte Verkürzungsgeschwindigkeit) beschrieben.

Bei unveränderter Alpha- und Betarezeptorenaffinität im hypertrophierten Herzen bildet die reduzierte Isoproteronol-induzierte Stimulation der Adenyl-Zyklase-Aktivität [3], gepaart mit dem bereits beschriebenen eingeschränkten und zyklischen AMP-abhängigen Calziumtransport, die biochemische Basis für die abgeschwächte inotrope und chromotrope Antwort auf adrenerge Stimulation im hypertensiven Tier.

Ob die hier angesprochenen biochemischen Veränderungen beim Menschen relevant sind und im Verlauf der Regression der LVH korrigierbar, ist ungeklärt. Allerdings konnte von Limas et al. [138] eine Verbesserung des Calziumtransportes im sarkoplasmatischen Retikulum des Herzens spontan hypertensiver Ratten durch die Behandlung mit Alphamethyldopa, aber nicht mit Hydralazin nachgewiesen werden.

2.7 Herzrhythmusstörung nach Regression der LVH

Aufgrund der gesicherten Zusammenhänge zwischen höhergradigen Herzrhythmusstörungen sowie dem plötzlichen Herztod und der LVH wurde von Anderson et al. [5] schon 1984 gefordert, daß eine antihypertensive Therapie die Entstehung einer LVH und somit das Auftreten von Herzrhythmusstörungen verhindern müsse. Jüngst konnte von Messerli et al. [155] gezeigt werden, daß es im Verlauf einer Behandlung mit Calziumantagonisten nicht nur zu einer Regression der LVH, sondern auch zu einer 74%igen Abnahme ventrikulärer Extrasystolen kam, was für das mit Hydrochlorothiazid-behandelte Kollektiv und fehlender Regression der LVH nicht nachgewiesen werden konnte. Ob diese Ergebnisse auch bedeuten, daß durch die Regression der LVH die Rate an plötzlichem Herztod gesenkt werden kann, läßt sich zum jetzigen Zeitpunkt nicht abschließend beantworten.

2.8 Prävention und Regression der LVH als antihypertensives Therapieziel

Nachdem aufgrund der Framingham-Daten die Bedeutung der LVH für das Auftreten kardiovaskulärer Komplikationen schon länger gesichert war, liefern jetzt neue Daten der Framingham-Studie erstmals den Beweis, daß eine Regression der LVH die kardiovaskuläre Prognose verbessert. So konnte die Häufigkeit kardiovaskulärer Ereignisse um 25% bei jenen Patienten, und zwar in allen Altersgruppen, verringert werden, bei denen die antihypertensive Therapie zu einer Reduktion der Linksherzhypertrophie geführt hatte [111]. Hieraus ergeben sich für das Management der arteriellen Hypertonie zwei wesentliche Konsequenzen. Zum einen muß es ein primäres Ziel der Diagnostik sein, diese Organmanifestationen bei Hochdruckkranken möglichst frühzeitig aufzudecken. Hierzu hat sich die Echokardiographie weltweit durchgesetzt, die bei Beherrschung der Technik und Beachtung von Fehlerquellen eine solide und reproduzierbare Aussage über die LVH ermöglicht. Deshalb sollte bei Hochdruckkranken möglichst frühzeitig eine Echokardiographie zur Beurteilung der LVH und der linksventrikulären Funktion durchgeführt werden, zumal da ein Röntgen-Thorax bzw. ein EKG zur Früherkennung der LVH nicht geeignet sind und darüber hinaus auch keine Aussage über die Funktion des Herzens erlauben. Läßt sich eine linksventrikuläre Hypertrophie bereits sichern, so stellt diese auch bei Patienten mit grenzwertiger oder milder Hypertonie eine absolute Indikation zur antihypertensiven Therapie dar. Somit erleichtert die echokardiographische Beurteilung des Herzens auch die Indikation zur Hochdruckbehandlung wesentlich. Zum anderen gilt, daß bei richtiger Wahl des Antihypertensivums bei einem großen Teil der Patienten davon auszugehen ist, daß eine Totalremission der LVH im Verlauf der Therapie erzielt werden kann und hierdurch das kardiovaskuläre Risiko der Patienten mit großer Wahrscheinlichkeit signifikant reduziert wird. Deshalb erscheint es gerechtfertigt zu sein, bei der Auswahl eines Antihypertensivums die Wirkung auf die Linksherzhypertrophie als wesentliches Entscheidungskriterium heranzuziehen. Bedenkt man, daß hierdurch auch die diastolische Funktion gebessert und möglicherweise die Mikroangiopathie ebenfalls günstig beeinflußt wird, so ist damit zu rechnen, daß in Zukunft nur noch jene antihypertensiven Medikamente eine Bedeutung in der Hochdrucktherapie haben werden, die sich in dieser Hinsicht als effektiv erweisen.

2.9 Literaturverzeichnis

1. Abi Samra F, Fouad EM, Tarazi RC (1983) Determinants of left ventricular hypertrophy and function in hypertensive patients. Am J Med 75 (Suppl):26
2. Alli C, Avanzini F, Di Tullio M, Ariotti G, Salmoirago E, Taioli E, Radice M (1990) Left ventricular diastolic function in normotensive adolescents with different genetic risk of hypertension. Clin Cardiol 12:115
3. Amer MS, Doba N, Reis DJ (1975) Changes in cyclic nucleotide metabolism in aorta and heart of neurogenically hypertensive rats: possible trigger mechanism of hypertension. Proc Natl Acad Sci, USA 72:2135
4. Amodeo C, Kobrin J, Ventura HO, Messerli FH, Frohlich ED (1986) Immediate and short-term hemodynamic effect of diltiazem in patients with hypertension. Circulation 73:108
5. Anderson KP (1984) Sudden death, hypertension and hypertrophy. J Cardiovasc Pharmacol 6:S498

6. Appleton CP, Hatle LK, Popp RL (1988) Relation of transmitral flow velocity patterns to left ventricular diastolic function: new insights from a combined hemodynamic and doppler echocardiographic study. J Amer Coll Cardiol 12:426

7. Asmar RG, Pannier B, Santoni JPh, Laurent St, London GM, Levy BI, Safar ME (1988) Reversion of cardiac hypertrophy and reduced arterial compliance after converting enzyme inhibition in essential hypertension. Circulation 78:941

8. Bachmann K, Zerzawy R, Riess PJ, Zölch KA (1970) Blutdrucktelemetrie – kontinuierliche, direkte Blutdruckmessung im Alltag und beim Sport. Dtsch Med Wochenschr 95:741

9. Baumgart P, Reinbach R, Akbulut T, Walger P, Thiel M, v Eiff M, Gerke M, Rahn KH (1990) Sprechstundenblutdruck, Heimblutdruck, Ergometer-Blutdruck und 24-Stunden-Blutdruck. Dtsch Med Wochenschr 115:643

10. Blake J, Devereux R, Henold E, Jason M, Fisher J, Borer J, Laragh JH (1988) Relation of concentric left ventricular hypertrophy and extracardiac target organ damage to supranormal left ventricular performance in established essential hypertension. Am J Cardiol 62:246

11. Blake J, Devereux RB, Borer JS, Szulc M, Pappas TW, Laragh JH (1990) Relation of obesity, high sodium intake and eccentric left ventricular hypertrophy of left ventricular exercise dysfunction in essential hypertension. Am J Med 88:477

12. Bobik A, Korner P (1981) Cardiac beta adrenoceptors and adenylate cyclase in normotensive and renal hypertensive rabbits during changes in autonomic activity. Clin Exp Hypertens 3:257

13. Boden WE, Kleiger RE, Schlechtmann K, Capone R, Schwartz DJ, Gibson R (1988) Clinical significance and importance of left ventricular hypertrophy in N-Q-Wave acute myocardial infarction. Am J Cardiol 62:1000

14. Boudoulas H, Mantzouratos D, Sohn YH, Weissler AM (1986) Left ventricular mass and systolic performance in chronic systemic hypertension. Am J Cardiol 57:232

15. Brush JE, Cannon RO, Schenke WH, Bonow RO, Leon M, Maron BJ, Epstein S (1988) Angina due to coronary microvascular disease in hypertensive patients without left ventricular hypertrophy. New Engl J Med 319:302

16. Bryg RJ, Williams GA, Labowitz AJ (1987) Effect of aging on left ventricular diastolic filling in normal subjects. Amer J Cardiol 59:971

17. Campasso JM, Strobeck JE, Sonnenblick EH (1981) Myocardial mechanical alterations during gradual onset long-term hypertension in rats. Am J Physiol 241:H435, 379

18. Cardiovascular risk and risk factors in a randomized trial of treatment based on the beta-blocker oxprenolol (1985): the International Prospective Primary Prevention Study in Hypertension (IPPPSH). The IPPPSH Collaborative Group. J Hypertens 3:379

19. Casale PN, Devereux RB, Milner M, Zullo G, Harshfield GA, Pickering TG, Laragh JH (1986) Value of echocardiographic measurement of left ventricular mass in predicting cardiovascular morbid events in hypertensive men. Ann Intern Med 105:173

20. Caspari PG, Newcomb M, Gibson K, Harris P (1979) Collagen in the normal and hypertrophied human ventricle. Cardiovas Res 11:554

21. Cerasola G, Cottorie S, Nardi E, Novo S, Coutorno A (1989) Reversal of cardiac hypertrophy and left ventricular performance in hypertension. Fourth European Meeting on Hypertension, Milan, Abstract 139

22. Cifkova R, Niederle P, Romanowska C, Skibova J, Friedl P, Skalicka H, Widimsky J (1987) The heart and vessal hypertrophy in hypertension; possibilities of its regression. Third European Meeting on Hypertension, Milan, Abstract 97

23. Cohen A, Hagan AD, Watkins J, Mitas J, Schwartzman M, Mazzoleni A, Cohen IM, Warren SE, Vieweg WVR (1981) Clinical correlates in hypertensive patients with left ventricular hypertrophy diagnosed with echocardiography. Am J Cardiol 47:355

24. Corea L, Bentivoglio M, Verdecchia P, Provvidenza M, Motolese M (1984) Regression of left ventricular hypertrophy during metoprolol treatment. Int J Clin Pharmacol 22:365
25. Cruickshank JM (1988) Coronary flow reserve and the J-curve relation between diastolic blood pressure and myocardial infarction. Br Med J 297:1227
26. Cruickshank JM, Thorp JM, Zacharias FJ (1987) Benefits and potential harm of lowering high blood pressure. Lancet 1:581
27. Cuocolo A, Sax FL, Brush JE, Maron BJ, Bacharach S, Bonow RO (1990) Left ventricular hypertrophy and impaired diastolic filling in essential hypertension. Circulation 81:978
28. Culpepper WS, Scott PC, Messerli FH (1983) Cardiac status in juvenile borderline hypertension. Am Intern Med 98:1
29. Curtius JM, Gäbel K, Welslan R, Hilger HH (1990) Reproduzierbarkeit dopplerechokardiographischer Parameter der linksventrikulären diastolischen Funktion. Z Kardiol 79:69
30. Dellsberger KC (in print) The effect of coronary artery occlusion on animals with hypertension and left ventricular hypertrophy. J Cardiovasc Pharmacol
31. De Maria AN, Neumann A, Lee G, Fowler W, Mason D (1978) Alterations in ventricular mass and performance induced by exercise training in man evaluated by echocardiography. Circulation 57:237
32. Devereux RB, Reichek N (1977) Echocardiographic determination of left ventricular mass in man. Anatomic validation of the method. Circulation 55:613
33. Devereux RB, Savage DD, Drayer JIM, Laragh JH (1982) Left ventricular hypertrophy and function in high normal, and low-renin forms of essential hypertension. Hypertension 4:524
34. Devereux RB, Pickering TG, Harshfield GA (1983) Left ventricular hypertrophy in patients with hypertension: importance of blood pressure response to regularly recurring stress. Circulation 68:470
35. Devereux RB, Lutas EM, Casale PN, Kligfield, Eisenberg RR, Hammond JW, Miller DH, Reis G, Aldermann MH (1984) Standardization of m-mode echocardiographic left ventricular anatomic measurements. Am Col Cardiol 4:1222
36. Devereux RB, Alonso DR, Untas EM, Gottlieb GJ, Campo E, Sachs J, Reichek N (1986) Echocardiographic assessment of left ventricular hypertrophy: Comparison to necropsy findings. Am J Cardiol 57:450
37. Devereux RB (1989) Echocardiographic insights into the pathophysiology and prognostic significance of hypertensive cardiac hypertrophy. Am J Hyp 2:186
38. Dickhut H-H, Jakob E, Steiger J, Keul J (1987) Echokardiographische Befunde beim Sportherz. In: Rost R, Webering F (Hrsg) Kardiologie im Sport. Deutscher Ärzteverlag, Köln, S 132
39. Dimitriou R, de Gaudemaris R, Debru JL, Mallion JM (1985) Wirkung von Betaxolol auf die linksventrikuläre Hypertrophie bei Hypertonikern: echokardiographische Studie. JAMA 4:10 (Dtsch Ausgabe, Sonderheft)
40. Dimitriu M, Klempt HW, Kostic N, Faber L (1989) Die diastolische linksventrikuläre Funktion bei Gesunden und Patienten mit koronarer Herzerkrankung. Eine dopplerechokardiographische Untersuchung unter Ergometerbelastung. Herz-Kreisl 21:5
41. Douglas PS, O'Toole MC, Hiller DB, Hackney K, Reichek N (1988) Electrocardiographic diagnosis of exercise-induced left ventricular hypertrophy. Am Heart J 116:784
42. Drayer JIM, Gardin JM, Weber MA, Aronow WS (1982) Increases and decreases in ventricular septal thickness during diuretic therapy. Clin Pharmacol Ther 32:283
43. Drayer JIM, Gardin JM, Weber MA, Aronow WS (1983) Cardiac muscle mass during vasodilatation therapy of hypertension. Clin Pharmacol Ther 33:727
44. Drayer JI, Weber MA, DeYoung JL (1983) BP as determinant of cardiac left ventricular muscle mass. Arch Intern Med 143:90

45. Drexler H, Zeiher AM, Holtz J, Meinertz T, Just H (1990) Einfluß des atrialen natriuretischen Faktors auf den koronaren Gefäßtonus. Z Kardiol 79:621
46. Dunn FG, Chandraratna P, de Carvalho JGR, Basta LL, Frohlich ED (1977) Pathophysiologic assessment of hypertension heart disease with echocardiography. Am J Cardiol 39:789
47. Dunn RF, Wolff L, Wagner S, Botvinick EH (1981) The inconsistent pattern of thallium defects. A clue to the false positive perfusion szintigramm. Am J Cardiol 48:224
48. Easthan LL, Doty DB, Hiratzka LF, Wright CB, Marcus ML (1981) Volumeoverload left ventricular hypertrophy impairs coronary reserve in humans. Circulation 64 (Suppl IV):IV 26 (Abstract)
49. Ehsani AA, Hagberg JM, Hickson RC (1978) Rapid changes in left ventricular dimensions and mass in response to physical conditioning and deconditioning. Am J Cardiol 42:52
50. Eisenlohr H, Klepzig M, Schmiebusch H, Strauer BE (1989) Hypertensive Mikroangiopathie – Therapieinduzierte Regression der Mediahypertrophie in koronaren Widerstandsgefäßen. Cor Vas 3:72
51. Erbel R, Zschiedrich H, Drexler M, Henrichs K, Wittlich N, Braun C, Meyer J (1988) Wertigkeit der Echokardiographie bei der Beurteilung der Linksherzhypertrophie. Münch Med Wochenschr 130:26
52. Fast J, Jacobs S, van Dam J, Keulen P, Hopman J, Daniels O, Lenders J, Thien Th (1989) Abnormal left ventricular filling: an early finding in mild systemic hypertension. Fourth European Meeting on Hypertension, Milan, Abstract 248
53. Feldstein CA, Olivieri AO, Sabaris RP (1988) Comparison between the effect of urapidil and methyldopa on left ventricular hypertrophy and haemodynamics in humans. Drugs 35 (Suppl 6):90
54. Floras JS (1988) Antihypertensive treatment, myocardial infarction, and nocturnal myocardial ischaemia. Lancet I:994
55. Fouad FM, Nakashima Y, Tarazi RC, Salcedo EE (1982) Reversal of left ventricular hypertrophy in hypertensive patients treated with methyldopa. Am J Cardiol 49:795
56. Fouad-Tarazi FM (1990) Radionuclide ventriculography in the assessment of diastolic function in hypertension. Herz 15:393
57. Francis CK, Cleman M, Berger HJ, Davies RA, Giles RW, Black HR, Vita N, Zito RA, Zaret BL (1983) Left ventricular systolic performance during upright bicycle exercise in patients with essential hypertension. Am J Med (Suppl):40
58. Franz I-W (1980) Differential antihypertensive effect of acebutolol and the fixed combination hydrochlorothiazide/amiloride hydrochloride on elevated exercise blood pressure in hypertensive patients. Am J Cardiol 46:301
59. Franz I-W, Mellerowicz H (1980) Vergleichende ergometrische Untersuchungen über den Tension-Time-Index und die körperliche Leistungsbreite bei Patienten mit grenzwertiger und stabiler Hypertonie und Normalpersonen. Z Kardiol 69:587
60. Franz I-W (Hrsg) (1981) Belastungsblutdruck bei Hochdruckkranken. Springer, Berlin Heidelberg New York
61. Franz I-W (1982) Ergometrie bei Hochdruckkranken. Springer, Berlin Heidelberg New York Tokyo
62. Franz I-W (1983) The effects of prazosin and acebutolol and their combination on blood pressure and pressure rate product during ergometric work in hypertensive patients. Z Kardiol 72:21
63. Franz I-W (1984) Isometrische und dynamische Belastung als Kriterium für die Therapiebeurteilung. In: Holzgreve H, Rost R (Hrsg) Aktuelles und Kontroverses aus der Hochdruckforschung. MMW-Medizin Verlag, München, S 107
64. Franz I-W (1986) β-Rezeptorenblocker in der Hochdrucktherapie. Hämodynamische und metabolische Aspekte und Kombinierbarkeit mit anderen Antihypertensiva. Springer, Berlin Heidelberg New York

65. Franz I-W., Wiewel D, Behr U, Ketelhut R (1986) Rückbildung der Myokard-hypertrophie Hochdruckkranker unter chronischer β-Rezeptorenblockade. Dtsch Med Wochenschr 111:530

66. Franz I-W, Behr U, Ketelhut R (1987) Resting and exercise blood pressure with atenolol, enalapril and a low-dose combination. Hypertension 5 (Suppl 3):37

67. Franz I-W, Tönnesmann U, Behr U, Ketelhut R (1987) Longterm effect of anti-hypertensive therapy on left ventricular hypertrophy. Hypertension 5 (Suppl 5): 415

68. Franz I-W (1988) Ergometrische Diagnostik bei Koronar- und Hochdruckpatien-ten. Med Welt 39:230

69. Franz I-W (1989) Soll die Belastungshypertonie behandelt werden? „Pro" Mitt Klin Nephrologie XVIII:51

70. Franz I-W, Tönnesmann U, Behr U, Ketelhut R (1989) Regression der Links-herzhypertrophie Hochdruckkranker durch antihypertensive Therapie. Kardiol 78 (Suppl 5):43

71. Franz I-W, Tönnesmann U, Erb D (1989) Die in Ruhe echokardiographisch un-auffällige linksventrikuläre Funktion ist bei Hypertonikern während Belastung gestört trotz unauffälligem Koronarangiogramm. Hochdruck 9:66

72. Franz I-W, Tönnesmann U, Behr U, Ketelhut R (1990) Rückbildung der Links-herzhypertrophie bei Hochdruckkranken durch antihypertensive Langzeitthera-pie. Dtsch Med Wochenschr 115:603

73. Franz I-W (1991) Hochdruckherz und Sport. In: Schulte KH, Gotzen R (Hrsg) Kardiales Risiko und Sport. Steinkopff, Darmstadt, S. 37

74. Franz I-W, Ketelhut R, Behr U, Tönnesmann U (1991) Long-term studies on re-gression of left ventricular hypertrophy. J Cardiovasc Pharmacol 17 (Suppl 2):87

75. Franz I-W, Tönnesmann U, Erb D, Ketelhut R (1991) Impaired left ventricular function during exercise in hypertensives with normal coronary arteriograms. J Cardiovasc Pharmacol 17: (Suppl 2):133

76. Frenzel H, Schwartzkopff B, Flasshove M, Betz P, Motz W, Hort W (1990) Postmortale und bioptische Untersuchungen an den kleinen Arterien des Herzens bei essentieller Hypertonie. Z Kardiol 79 (Suppl 1):80

77. Friedmann BJ, Drinkovic N, Miles H, Shih WJ, Mazzoleni A, De Maria AN (1986) Assessment of left ventricular diastolic function. Comparison of Doppler and gated blood pool scintigraphy. J Am Coll Cardiol 8:1348

78. Frohlich ED, Tarazi RC (1979) Is arterial pressure the sole factor responsible for hypertensive cardiac hypertrophy? Am J Cardiol 44:459

79. Frohlich ED (1980) Left ventricular hypertrophy as a risk factor. Cardiol Clin 4:137

80. Gaglione A, Hess OM, Corin W, Ritter M, Grimm J, Krayenbuehl HP (1987) Is there coronary vasoconstriction after intracoronary beta-adrenergic blockade in patients with coronary artery disease. J Am Coll Cardiol 70:299

81. Garavaglia G, Messerli F, Nunez B, Schmieder R, Frohlich ED (1988) Immediate and short-term cardiovascular effects of a new converting enzym inhibitor in es-sential hypertension. Am J Cardiol 62:912

82. Gilbert C, Nutter D, Feiner J, Perkins J, Heymsfield S, Schlant R (1977) Echocar-diographic study of cardiac dimensions and function in the endurance-trained athlet. Am J Cardiol 40:528

83. Gosse P, Roudant R, Reynand P, Ullien E, Dallochio M (1989) Relationship bet-ween left ventricular mass and noninvasive monitoring of blood pressure. Am J Hypertens 2:631

84. Gosse P, Roudant R, Herrero G, Dallocchio M (1989) Left ventricular mass and function and ambulatory blood pressure in essential hypertension. Effects of biso-prolol versus enalapril. Fourth European Meeting on Hypertension, Milan, Ab-stract 306

85. Gosse P, Durandet P, Roudant R, Broustet J-P., Dallocchio M (1989) Prognostic value of blood pressure response during exercise in hypertensive patients. Fourth European Meeting on Hypertension, Milan, Abstract 307

86. Gottdiener JS, Brown J, Zoltick J, Fletcher RD (1990) Left ventricular hypertrophy in men with normal blood pressure: relation to exaggerated blood pressure response to exercise. Am Intern Med 3:161

87. Granger CB, Karimeddini MK, Smith VE, Shapiro HR, Katz AM, Riba AL (1987) Rapid ventricular filling in left ventricular hypertrophy. I. Physiologic hypertrophy. J Am Coll Cardiol 5:862

88. Gros F (1971) The renin angiotensin system and hypertension. Ann Intern Med 75:777

89. Grossmann W, Jones D, Mc Laurin LP (1975) Wallstress and patterns of hypertrophy in the human left ventricle. J Clin Invest 56:56

90. Grossmann E, Oren S, Garavaglia G, Messerli F, Frohlich ED (1988) Systemic and regional hemodynamic and humoral effects of nitrendipine in essential hypertension. Circulation 78:1394

91. Haegerty AM, Bund SJ, Aalkjaer C (1988) Effects of drug treatment on human resistance arteriole morphology in essential hypertension: direct evidence for structural remodelling of resistance vessel. Lancet II:1209

92. Hammond IW, Devereux RB, Aldermann MH, Lutas BM, Spitzer MD, Crowley JS, Laragh JH (1986) The prevalence and correlates of echocardiographic left ventricular hypertrophy among employed patients with uncomplicated hypertension. Am Coll Cardiol 7:639

93. Harrison DG, Florentine MS, Brooks LA, Cooper SM, Marcus ML (1988) The effect of hypertension and left ventricular hypertrophy on the lower range of coronary autoregulation. Circulation 77:1108

94. Haugland H, Pedersen OM, Fölling M (1986) Changes in left ventricular septal thickness in systemic hypertension during treatment with methyldopa and prazosin. Am J Cardiol 58:565

95. HDFP (1979) Five-year findings of the hypertension detection and follow-up program. I. Reduction in mortality of persons with high blood pressure, including mild hypertension. Hypertension Detection and Follow-up Program Cooperative Group. JAMA 242:2562

96. Hess OM, Ritter M, Schneider MS, Grimm J, Turina M, Krayenbuehl HP (1984) Diastolic stiffness and myocardial structure in aortic valve disease before and after valve replacement. Circulation 69:855

97. Ibrahim MM, Madkour MA, Mossallam R (1981) Effect of Beta blockade therapy on hypertensive cardiac hypertrophy. Am J Cardiol 47:469a

98. Ibrahim MM, Madkour MA, Mossalem R (1981) Factors influencing cardiac hypertrophy in hypertensive patients. Clin Sci 61 (Suppl 7):105

99. Inouye I, Massie BM, Loje D (1984) Abnormal left ventricular filling: an early finding in mild-to-moderate systemic hypertension. Am J Cardiol 53:120

100. Jacob R, Brenner B, Ebrecht G, Holubarsch Ch, Medugorac I (1980) Elastic and contractile properties of the myocardium in experimental cardiac hypertrophy of the rat. Methodological and pathophysiological considerations. Basic Res Cardiol 75:253

101. Jalil JE, Janicki JS, Shroff SG, Prick R, Weber KT (1989) Captopril treatment and myocardial fibrosis and stiffness in renovascular hypertensive rats. J Am Coll Cardiol 13:82A (Abstract)

102. Jennings G, Korner P, Laufer E, Meredith J, Part T, Dewar E (in print) Non-pharmacological control of blood pressure and cardiovascular hypertrophy. J Cardiovasc Pharmacol

103. Jones E, Morgan TO, Califiore Pl, Johns J (1990) Prevalence of left ventricular hypertrophy in elderly patients with well controlled hypertension. Clin Exp Pharmacol Physiol 17:207

104. Julien J, Dufloux M-A, Prasquier R, Chatellier G, Menard D, Plouin P-F, Menard J, Corvol P (1990) Effects of captopril and minoxidil on left ventricular hypertrophy in resistant hypertensive patients: A 6 months double-blind comparison. J Am Coll Cardiol 16:137

105. Kaesser U, Messerli FH, Cosen C, Frohlich ED (1989) Left ventricular conduction delay in hypertensive heart disease. Circulation 80 (Suppl II):596
106. Kannel WB, Castelli WP, McNamara PM, McKee PA, Feinleib M (1972) Role of blood pressure in the development of congestive heart failure. New Engl J Med 287:781
107. Kannel WB, Doyle JT, McNamara PM, Quinkenton P, Gordon T (1975) Precursor of sudden coronary death: factors related to the incidence of sudden death. Circulation 51:606
108. Kannel WB (1983) Prevalence and natural history of electrocardiographic left ventricular hypertrophy. Am J Med 75 (Suppl 3A):4
109. Kannel WB, Abott RD (1986) A prognostic comparison of asymptomatic left ventricular hypertrophy and unrecognized myocardial infarction. The Framingham Study. Am Heart J 111:391
110. Kannel WB, Levy D, Cupples LA (1987) Left ventricular hypertrophy and risk of cardiac failure: Insights from the Framingham Study. J Cardiovasc Pharmacol 10 (Suppl 6):135
111. Kannel WB, d'Agostino RB, Levy D, Belanger HH (1988) Prognostic significance of regression of left ventricular hypertrophy. Circulation 78 (Suppl 2):89
112. Kannel WB, Cupples LA, d'Agostino RB, Stokes J (1988) Hypertension, antihypertensive treatment and sudden coronary deaths. The Framingham Study. Hypertension 11 (Suppl II):45
113. Kaul M, Mohan JC, Bhatia M (1984) Effects of labetalol on left ventricular mass and function in hypertension. An assessment by serial echocardiography. Int J Cardiol 5:461
114. Keeley FW, Elmoselhi A, Leenen FH (in print) Effects of antihypertensive drug classes on regression of connective tissue components of hypertension. J Cardiovasc Pharmacol
115. Keul J, Lehmann M, Dickhut H-H (1989) Hypertonie, Herz und körperliche Aktivität. Z Kardiol 78 (Suppl 7):199
116. Klaus D, Lederle RM, Saul F (1989) Regression der hypertensiven Linksherzhypertrophie unter einjähriger Kombinationsbehandlung mit Verapamil und Hydrochlorothiazid/Triamteren. Herz/Kreisl 21:222
117. Klepzig M, Strauer B (1987) Coronary hemodynamics of hypertensive heart disease. J Cardiovasc Pharmacol 10:65
118. Klocke FJ (1987) Measurements of coronary flow reserve: defining pathophysiology versus making decisions about patient care. Circulation 76:1183
119. Kobrin I, Jesoko S, Pegram BC, Frohlich ED (1984) Reduced cardiac mass by nitrendipine is dissociated from systemic or regional haemodynamic changes. Cardiovasc Res 18:158
120. Köhler E (1990) Möglichkeiten und Grenzen der Echokardiographie. Z Kardiol 79:461
121. Köhler E, Völz G, Haertner K, Horstkolte D, Körfer R, Loogen F (1981) Echokardiographische Verlaufsbeobachtungen der linksventrikulären Größe und Funktion bei Patienten vor und nach prothetischem Aortenklappenersatz. Z Kardiol 70:660
122. Komsuoglu B, Özgür O, Duman EL, Komsuoglu SS (1989) The effect of chronic antihypertensive therapy on the index of left ventricular mass in patients with essential hypertension. Int J Cardiol 22:75
123. Koyanagi S, Eastham C, Marcus ML (1988) Effects of chronic hypertension and left ventricular hypatrophy on the incidence of sudden cardiac death after coronary artery occlusion in conscious dogs. Circulation 65:517
124. Krayenbuehl HP, Hess OM, Schneider J, Turina M (1988) Regression der Myokardhypertrophie bei Aortenvitien nach Aortenklappenersatz. Schweiz Med Wochenschr 118:517
125. Krönig B (1976) Blutdruckvariabilität bei Hochdruckkranken. Hüthig, Heidelberg

126. Kücherer H, Ruffmann K, Schaefer E, Kübler W (1988) Nichtinvasive Bestimmung linksventrikulärer diastolischer Füllungsparameter mittels Dopplerechokardiographie. Klinische Anwendung bei Patienten mit KHK. Z Kardiol 77:179

127. Laks MN (1976) Norepinephrine – The myocardial hypertrophy hormone? Am Heart J 91:674

128. Laufer E, Jennings GL, Korner PI, Dewas E (1989) Prevalence of cardiac structural and functional abnormalities in untreated primary hypertension. Hypertension 13:151

129. Leenen FH, Smith DL, Farkas RM, Reevers R, Marquez-Julio A (1987) Vasodilators and regression of left ventricular hypertrophy: hydralazine versus prazosin in hypertensive humans. Am J Med 82:969

130. Lehmann M, Dickhut H-H, Dürr H, Keul J (1989) Regression der hypertoniebedingten Linksherzhypertrophie bei Sportlern. Dtsch Z Sportmed 5:177

131. Leschke M, Martin J, Vogt M, Motz W, Strauer BE (1990) Die Blutviskosität: ein additiver Faktor der eingeschränkten Koronarreserve bei der arteriellen Hypertonie. Z Kardiol 79:101

132. Levy D, Anderson K, Savage P, Balkus S, Kannel WB, Castelli WP (1987) Risk of left ventricular arrhythmias in left ventricular hypertrophy. The Framingham Heart Study. Am J Cardiol 60:560

133. Levy D, Anderson KM, Savage DD, Kannel WB, Christiansen JC, Castelli WP (1988) Echocardiographically detected left ventricular hypertrophy: prevalence and risk factor. Ann Intern Med 1089:7

134. Levy D (1988) Left ventricular hypertrophy. Epidemiological insights from the Framingham Heart Study. Drugs (Suppl 5):1

135. Levy D, Garrison RJ, Savage DD, Kannel W, Castelli WP (1990) Prognostic implications of echocardiographically determined left ventricular mass in the Framingham Heart Study. New Engl J Med 322:1561

136. Levy B, Michel JB, Salzmann JL, Azizi M, Poitevin P, Safar M, Camilleri JP (1988) Effect of chronic inhibition of converting enzyme on mechanical and structure properties of arteries in rat renovascular hypertension. Circ Res 63:227

137. Limas CJ, Cohn JN (1977) Defective calcium transport bei cardiac sarcoplasmic reticulum in spontaneously hypertensive rats. Circ Res (Suppl I) 40:62

138. Limas CJ, Spier SS (1980) Effect of antihypertensive therapy on calcium transport by cardiac sarcoplasmic reticulum of SHRs. Cardiovasc Res 14:692

139. Linzbach AJ (1960) Heart failure from the point of view of quantitative anatomy. Am J Cardiol 5:370

140. Litten RZ, Martin BJ, Low RB, Alpert NR (1982) Altered myosin isozyme patterns from pressure-overloaded and thyrotoxic hypertrophied rabbit hearts. Circ Res 50:856

141. Little WC, Downes TR (1990) Clinical evaluation of left ventricular diastolic performance. Prog Cardiovasc Dis XXXII:273

142. Löllgen H, Ulmer H-V, Crean P (1988) Recommendations and standard guidelines for exercise testing. Europ Heart J 9 (Suppl 4):3

143. Long CS, Simpson PC (in print) Sympathetic activity modulation of cardiac hypertrophy. J Cardiovasc Pharmacol

144. Lüscher TF, Vanhoutte PM, Raij L (1987) Antihypertensive treatment normalizes decreased endotheliumdependant relaxations in rats with salt-induced hypertension. Hypertension 9 (Suppl III):193

145. Lund-Johansen P (1967) Hemodynamics in early essential hypertension. Acta Med Scand 183 (Suppl 482):1

146. Lundin SA, Halback-Nordlander MIL (1984) Regression of structural cardiovascular changes by antihypertensive therapy in spontaneously hypertensive rats. Hypertension 2:11

147. Mahoney LT, Schieken R, Clarke W, Lauer R (1988) Left ventricular mass and exercise responses predict future blood pressure. The Muscatine Study. Hypertension 12:206

148. Marcus ML, Doty DB, Hiratzka LF, Wright CB, Eastham C (1982) Decreased coronary reserve: a mechanism for angina pectoris and normal coronary arteries. New Engl J Med 307:1362
149. McFarland TM, Mohsin A, Goldstein S, Pickard SD, Stein PD (1978) Echocardiographic diagnosis of left ventricular hypertrophy. Circulation 57:1140
150. McLenachan JM, Henderson E, Morris K, Dargie H (1987) Ventricular arrhythmias in patients with hypertensive left ventricular hypertrophy. New Engl J Med 317:787
151. McLenachan JM, Dargie HH (in print) Determinants of ventricular arrhythmias in left ventricular hypertrophy. J Cardiovasc Pharmacol
152. Messerli FH, Schmieder RE (1990) Arterielle Hypertonie, linksventrikuläre Hypertrophie und plötzlicher Herztod. Dtsch Med Wochenschr 115:1682
153. Messerli FH, Ventura HO, Glade LB, Sundgaard-Rüse K, Dunn FG, Frohlich ED (1983) Essential hypertension in the elderly. Haemodynamics, intravascular volume, plasma renin activity and circulating catecholamine levels. Lancet II:983
154. Messerli FH, Ventura HO, Dunn FG, Frohlich EO (1984) Hypertension and sudden death. Am J Med 77:18
155. Messerli FH, Nunez BD, Nunez M, Garavaglia G, Schmieder RE, Ventura HO (1989) Hypertension and sudden death. Disparate effects of calcium entry blocker and diuretic therapy on cardiac dysrhythmias. Arch Intern Med 149:1263
156. Meyer-Sabellek W, Ketelhut R, Franz I-W, Schulte K, Gotzen R (1984) 24-Stunden-Blutdrucktagesprofil und Fahrradergometrie in der Beurteilung der sogenannten milden Hypertonie. Therapiewoche 34:6417
157. Michel JA, Salzmann JL, De Lourdes Carol M, Dussaule JC, Azzi M, Lorman B, Camillerie JP, Corvol P (1988) Myocardial effects of converting enzyme inhibition in hypertensive and normotensive rats. Am J Med (Suppl 3A):12
158. Miller IT, O'Rourke R, Crawford M (1988) Left arterial enlargement: an early sign of hypertensive heart disease. Am Heart J 116:1048
159. Molineux P, Steptoe A (1987) Exaggerated blood pressure responses to submaximal exercise in normotensive adolescents with a family history of hypertension. J Hypertension 6:361
160. Morganroth J, Maron B, Henry W, Epstein S (1975) Comparative left ventricular dimensions in trained athletes. Ann Intern Med 82:521
161. Motz W, Strauer BE (1988) Rückbildung der hypertensiven Herzhypertrophie durch chronische Angiotensin-Konversionsenzymhemmung. Z Kardiol 77:53
162. Motz W, Strauer BE (1989) Left ventricular function and collagen content after regression of hypertensive hypertrophy. Hypertension 13:43
163. Motz W, Vogt M, Schwartzkopff B, Strauer BE (in print) Regulation of coronary circulation in hypertensive hypertrophy. J Cardiovasc Pharmacol
164. MRC Trial of treatment of mild hypertension: principal results (1985) Medical Research Council Working Party. Br Med J 291:97
165. Muiesan G, Agabiti-Rosei E, Romanelli G, Muiesan ML, Castellano M, Beschi M (1986) Adrenergic activity and left ventricular function during treatment of essential hypertension with calcium antagonists. Am J Cardiol 57:44
166. Muiesan ML, Agabiti-Rosei E, Romanelli G, Beschi M, Castellano M, Alani G, Muiesan G (1989) Redevelopment of hypertension after treatment withdrawal and regression of cardiac hypertrophy. Consequences on left ventricular function and plasma catecholamines. Circulation 80 (Suppl II):596
167. Mulvany MJ, Korsgaard N (1983) Correlations and otherwise between blood pressure, cardiac mass and resistance vessel characteristics in hypertensive, normotensive and hypertensive/normotensive hybrid rats. Hypertension 1:235
168. Muscholl M, Dennig K, Kraus F, Rudolph W (1990) Echokardiographische und dopplerechokardiographische Charakterisierung der linksventrikulären diastolischen Funktion. Herz 15:377
169. Nakashima J, Bouad F, Tarazi R (1984) Regression of left ventricular hypertrophy from systemic hypertension by enalapril. Am J Cardiol 53:1044

170. Nathwani D, Reevers RA, Marquez-Julio A (1985) Left ventricular hypertrophy in mild hypertension. Correlation with exercise blood pressure. Am Heart J 109:386

171. Nava-Lopez G, Monteverde C, Jauregui R, del Rio A, Velez M, Ponce L, de la Clata M (1989) X-syndrome. Angiographic findings. Arch Inst Cardiol Mex 59:257

172. Neyses L, Williams RS, Sukhatme VP, Vetter H (1990) Direkte Wirkung des Angiotensin II auf Genexpression im Myokard-Hinweis auf Hypertrophieinduktion durch AII. Z Kardiol 79:80

173. Nunberger D, Robert M, Hochrein H (1990) Antihypertensive Behandlung stummer Myokardischämien bei Hypertonikern ohne koronare Herzkrankheit. Dtsch Med Wochenschr 115:969

174. Opherk D, Mall G, Zebe H, Schwarz F, Weihe E, Manthey J, Kübler W (1984) Reduction of coronary reserve: a mechanism for angina pectoris in patients with arterial hypertension and normal coronary arteries. Circulation 69:1

175. Otterstadt JE, Knutsen K, Michelsen S, Stugaard M, Froeland G, Wasenins A (1989) Is left ventricular mass in apparently healthy normotensive men correlated to maximal blood pressure during a symptom-limited exercise test. Fourth European Meeting on Hypertension, Milan, Abstract 637

176. Patyna WD (1984) Die prognostische Bedeutung des Belastungsblutdrucks für die Hypertonieentstehung bei Koronarkranken. Herz/Kreisl 12:627

177. Paulsen S, Vetner M, Hagerup LM (1975) Relationship between heart weight and the cross-sectional area of the coronary ostia. Acta Pathol Microbiol Scand 83:429

178. Paulsen W, Derek R, Bonghner R, Ko P, Cunningham DA, Persand JA (1981) Left ventricular function in marathon runners: echocardiographic assessment. J Appl Physiol 51:881

179. Pearson AC, Labovitz AJ, Mrosek D, Williams GA, Kennedy HL (1987) Assessment of diastolic function in normal and hypertrophied hearts: comparison of doppler echocardiography and m-mode echocardiography. Am Heart J 113:1417

180. Pelliccia A, Spataro A, Granata M, Biffi A, Caselli G, Alabiso A (1990) Coronary arteries in physiological hypertrophy: echocardiographic evidence of increased proximal size in elite athletes. Int J Sports Med 11:120

181. Perloff D, Sokolow M, Cowan R (1983) The prognostic value of ambulatory blood pressures. JAMA 249:2792

182. Pfeffer MA, Frohlich ED (1973) Hemodynamic and myocardial function in young and old normotensive and spontaneously hypertensive rats. Circ Res 32/33 (Suppl I):28

183. Phillips RA, Goldman ME, Ardeljan M, Arora R, Eison HB, Yu BY, Krakoff LR (1989) Determinants of abnormal left ventricular filling in early hypertension. J Am Coll Cardiol 14:979

184. Picca M, Azzolini F, Zocca A, Bisleglia J, Pelosi G (1989) Effects of long-term enalapril therapy on left ventricular hypertrophy and systolic function in essential hypertension. Fourth European Meeting on Hypertension; Milan, Abstract 682

185. Pringle SD, Mac Farlane PW, Mc Killop JH, Lorimer AR, Dunn FG (1989) Pathophysiologic assessment of left ventricular hypertrophy and strain in asymptomatic patients with essential hypertension. J Am Coll Cardiol 13:377

186. Radice M, Alli C, Avanzini F (1986) Left ventricular structure and function in normotensive adolescents with a genetic predisposition to hypertension. Am Heart J 111:115

187. Reichek N, Helok J, Plappert T (1983) Anatomic validation of left ventricular mass estimates from clinical two-dimensional echocardiography. Initial results. Circulation 67:348

188. Reiner L, Mazzoleni A, Rodriguez FL, Freudenthal RR (1959) The weight of the human heart. I. "Normal" cases. AMA Arch Path 68:58

189. Ren J, Hakki A, Kotler MN (1985) Exercise systolic blood pressure: A powerful determinant of increased left ventricular mass in patients with hypertension. J Am Coll Cardiol 5:1224
190. Roberts WC (1975) The hypertensive diseases. Evidence that systemic hypertension is a greater risk factor to the development of other cardiovascular disease than previously suspected. Am J Med 59:523
191. Rokey R, Kuo LC, Zoghbi WA, Limacher M, Quinones MA (1985) Determination of parameters of left ventricular diastolic filling with pulsed doppler echocardiography: comparison with cineangiography. Circulation 71:543
192. Rost R (im Druck) Herz und Sport. Dtsch Ärzteverlag, Köln
193. Rowlands DB, Ireland MA, Stallard T, Clover D, McLeay R, Watson R, Littler W (1982) Assessment of left ventricular mass and its response to antihypertensive treatment. Lancet I:467
194. Safar ME (in print) Regression of cardiac hypertrophy and arterial compliance in hypertension. J Cardiovasc Pharmacol
195. Sahn DJ, de Maria A, Kisslo J, Weymann A (1977) The Committee on m-mode standardization of the American Society of Echocardiography. Recommendations regarding quantification in m-mode echocardiography. Results of a survey of echocardiographic measurements. Circulation 58:1072
196. Sannerstedt R (1969) Hemodynamic finding at rest and during exercise in mild hypertension. Am J Med Sci 258:70
197. Sau F, Cherchi A, Seguro C (1982) Reversal of left ventricular hypertrophy after treatment of hypertension by atenolol for one year. Clin Sci 63 (Suppl 8):367
198. Savage DD, Drayer JI, Henry WL, Mathews EC, Ware JH, Gardin JM, Cohen ER, Epstein SE, Laragh JH (1979) Echocardiographic assessment of cardiac anatomy and function in hypertensive subjects. Circulation 59:623
199. Savage DD, Garrison RJ, Kannel WB, Levy D, Anderson SJ, Strokes J, Feinleib M, Castelli WP (1987) The spectrum of left ventricular hypertrophy in a general population sample: The Framingham Study. Circulation 75 (Suppl I):26
200. Scharf RE, Schneider W (1984) Die Rolle der Blutplättchen bei Mikrozirkulationsstörungen. Dtsch Med Wochenschr 109:306
201. Schlant RC, Felner JM, Heymsfield SG (1977) Echocardiographic studies of left ventricular anatomy and function in essential hypertension. Cardiovasc Med 2:477
202. Schlant RC, Felner JM, Blumenstein BA, Wollam GL, Hall WA, Schulmann NB, Heymsfield SB, Gilbert CA, Tuttle EP (1982) Echocardiographic documentation of regression of left ventricular hypertrophy in patients treated for essential hypertension. Europ Heart J 3 (Suppl A):171
203. Scheler S, Motz W, Strauer BE (1989) Transiente Myokardischämie bei Hypertonikern. Z Kardiol 78:197
204. Scheler S, Vogt M, Motz W, Strauer BE (1990) Transiente myokardiale Ischämien bei hypertensiver Mikroangiopathie. Z Kardiol 79 (Suppl I):80
205. Schmieder RE, Messerli FH, Garavaglia GE, Nunez BD (1987) Cardiovascular effects of verapamil in patients with essential hypertension. Circulation 175:1030
206. Schmieder RE, Messerli FH, Sturgill D, Garavaglia G, Nunez B (1989) Cardiac performance after reduction of myocardial hypertrophy. Am J Med 87:22
207. Schulman SP, Weiss JL, Becker LC, Gottlieb SO, Woodruff KM, Weisfeldt ML, Gerstenblith G (1990) The effects of antihypertensive therapy on left ventricular mass in elderly patients. New Engl J Med 322:1350
208. Schwarz F, Flameng W, Schaper J, Langebartels F, Gesto M, Hehrlein F, Schlepper M (1978) Myocardial structure and function in patients with aortic valve disease and their relation to postoperative results. Am J Cardiol 41:661
209. Schwarzkopff B, Daubel A, Frenzel H, Rettig B, Vogelsang H, Hort W (1990) Induktion und Reversibilität struktureller Veränderungen der intramuralen Herzarterien. Z Kardiol 79:107

210. Sen S, Tarazi RG, Khairrallah PA, Bumpus FM (1974) Cardiac hypertrophy in spontaneously hypertensive rats. Circulation Res 35:775
211. Sen S, Tarazi RC, Bumper FM (1976) Biochemical changes associated with development and reversal of cardiac hypertrophy in spontaneously hypertensive rats. Cardiovasc Res 10:254
212. Sen S, Tarazi RC, Bumper FM (1979) Cardiac effects of angiotensin-antagonists in normotensive rats. Clin Sci 56:439
213. Sen S, Petscher C, Ratliff N (1987) A factor that initiates myocardial hypertrophy in hypertension. Hypertension 9:261
214. Shahi M, Thom M, Poulter N, Sever PS, Foale RA (1990) Regression of hypertensive left ventricular hypertrophy and left ventricular diastolic function. Lancet 336:458
215. Shapiro LM, McKenna WJ (1984) Left ventricular hypertrophy. Relation of structure to diastolic function in hypertension. Br Heart J 51:637
216. Siegrist J, Matschinger H, Motz W (1987) Untreated hypertensives and their quality of life. J Hypert 5 (Suppl 1):15
217. Simpson P (1983) Norepinephrine-stimulated hypertrophy of cultured rat myocardial cell is a alpha-1 adrenergic response. J Clin Invest 72:732
218. Smith VE, Schulmann P, Karimeddini MK, White WB, Meeran MK, Katz AM (1985) Rapid ventricular filling in left ventricular hypertrophy: II. pathologic hypertrophy. J Am Coll Cardiol 5:869
219. Smith VE, White WB, Meeran MK, Karimeddini MK (1986) Improved left ventricular filling accompanies reduced left ventricular mass during therapy of essential hypertension. J Am Coll Cardiol 8:1449
220. Stein RA, Michielli D, Diamond J, Horwitz B, Krasnow N (1980) The cardiac response to exercise training: echocardiographic analysis at rest and during exercise. Am J Cardiol 46:219
221. Störk T, Müller R, Ewert C, Piske G, Wienhold S, Hochrein H (1990) Wirkung von Nikotin auf die linksventrikuläre diastolische Funktion bei koronarkranken Patienten. Dtsch Med Wochenschr 115:610
222. Strandgaard S (1976) Autoregulation of cerebral blood flow in hypertensive patients: the modifying influence of prolonged antihypertensive treatment on the tolerance to acute, drug-influenced hypertension. Circulation 53:720
223. Strauer BE (1979) Das Hochdruckherz. Springer, Berlin Heidelberg New York
224. Strauer BE, Motz W (1988) Hypertonie und Herz. Internist 19:260
225. Strauer BE, Motz W, Vogt M (1989) Therapie der myokardialen und koronaren Auswirkungen des arteriellen Bluthochdrucks. Z Kardiol 78 (Suppl 1):128
226. Svanegaard J, Angelo-Nielsen K, Schultz Hansen J (1989) Physiological hypertrophy of the heart and atrial natriuretic peptide during rest and exercise. Br Heart J 62:445
227. Tarazi RC, Sen S, Fouad FM, Wicker R (1983) Regression of myocard hypertrophy. Conditions and sequelae of reversal in hypertensive heart disease. In: Alpert NR (ed) Perspectives in cardiovascular research, vol 7, Myocardial hypertrophy and failure. Raven Press, New York, p 637
228. Tarazi RC, Fouad FM (1984) Reversal of cardiac hypertrophy in humans. Hypertension 6:141
229. Tarazi RC, Frohlich ED (1987) Is reversal of cardiac hypertrophy a desirable goal of antihypertensive therapy? Circulation 5 (Suppl I):113
230. Tauchert M, Jansen W (1990) Pulmonary arterial pressure and working capacity as parameters for checking the development of tolerance under nitrate therapy. Z Kardiol 79 (Suppl 3):67
231. The Australian therapeutic trial in mild hypertension. Report by the Management Committee. Lancet 1:1261
232. The Multiple Risk Factor Intervention Trial Research Group (1990) Mortality rates after 10.5 years for participants in the MRFIT Trial. JAMA 263:1795

233. Tillmanns H, Neumann F-J, Mattfeld T, Mall G, Waas W, Steinhausen M (1990) Veränderungen der myokardialen Mikrozirkulation bei druckinduzierter linksventrikulärer Hypertrophie. Z Kardiol 79 (Suppl I):58

234. Tomanek RJ, Palmer PJ, Pieffer GW, Schrieber K, Eastham CL, Marcus ML (1986) Morphometry of canine coronary arteries, artenoles and capillaries during hypertension and left ventricular hypertrophy. Circ Res 58:38

235. Trimarco B, Wikstrand J (1984) Regression of cardiovascular structural changes by antihypertensive treatment. Hypertension 6 (Suppl III):150

236. Trimarco B, De Luca N, Ricciardelli B (1988) Cardiac function in systemic hypertension before and after reversal of left ventricular hypertrophy. Am J Cardiol 62:745

237. Topol EJ, Traill TA, Fortuin NJ (1985) Hypertensive hypertrophic cardiomyopathy of the elderly. New Engl J Med 312:277

238. Troy BI, Pombo G, Racklev CE (1972) Measurement of left ventricular wall thickness and mass by echocardiography. Circulation 15:602

239. Umali MSA, Prakash R (1984) Magnitude of daily variations in serial echocardiographic measurements of septal thickness, left ventricular wall thickness and estimated left ventricular mass. Clin Res 32:212

240. Urhausen A, Kindermann W (1990) Echokardiographische Befunde bei Bodybuildern im Vergleich zu Hochausdauertrainierten. Dtsch Z Sportmed 41:12

241. Ventura HO, Frohlich ED, Messerli FH, Kobrin I, Kardon MB (1985) Cardiovascular effects and regional blood flow distribution associated with angiotensin converting enzyme inhibition (captopril) in essential hypertension. Am J Cardiol 55:1023

242. Vogt M, Kreutz KU, Motz W, Strauer BE (1988) Verbesserung der diastolischen Funktion durch Regression der linksventrikulären Hypertrophie. Z Kardiol (Suppl 1):580

243. Vogt M, Mildenberger E, Rabenau O, Lückhoff A, Motz W, Strauer BE (1990) Hinweis für das Vorliegen einer Endotheldysfunktion bei Patienten mit Angina pectoris und unauffälligem Koronarangiogramm. Z Kardiol 79 (Suppl I):61

244. Vogt M, Scheler S, Motz W, Strauer BE (1990) Ventrikuläre Herzrhythmusstörungen bei Hypertonikern. Z Kardiol 79:103

245. Wallrabe D, Schäfer RO, Heine H, Menz M (1989) Kombinierte Doppler- und M-mode echokardiographische Analyse des ventrikulären Füllungsverhaltens bei linksventrikulärer Hypertrophie verschiedener Genese. Cor Vas 1:33

246. Weber JR (1988) Left ventricular hypertrophy: its prime importance as a controllable risk factor. Am Heart J 116:272

247. Weber KT, Brilla CG, Janicki JS (in print) Signals for the remodeling of the cardiac interstitium in systemic hypertension. J Cardiovasc Pharmacol

248. White WB, Schulman P, Karimeddini MK (1989) Regression of left ventricular mass is accompanied by improvement in rapid left ventricular filling following antihypertensive therapy with metoprolol. Am Heart J 117:145

249. White WB, Schulmann P, McCabe J, Dey H (1989) Average daily blood pressure, not office blood pressure, determines cardiac function in patients with hypertension. JAMA 261:873

250. White WB, Holley M, Dey M, Schulman P (1989) Assessment of the daily blood pressure load as a determinant of cardiac function in patients with mild-to-moderate hypertension. Am Heart J 118:782

251. Wicker P, Tarazi RC, Kobayashi K (1983) Coronary blood flow with reversal of cardiac hypertrophy. Am J Cardiol 51:1744

252. Wiechmann HW (1990) Ruhe- und Belastungshämodynamik bei essentieller Hypertonie. Dtsch Med Wochenschr 115:163

253. Wikstrand JI, Warnold, Olson G, Tuomiletho JD, Elmfeldt D, Berglund G (1988) Primary prevention with metoprolol in patients with hypertension. Mortality results from the MAPYH-Study. JAMA 259:1976

254. Wilson MF, Sung BH, Pincomb GA, Covallo WR (1990) Exaggerated pressure response to exercise in men at risk for systemic hypertension. Am J Cardiol 66:731
255. Wollam GL, Hall WD, Porter VD, Douglas MB, Unger D, Blumenstein BA, Cotson's GA, Knudtson ML, Felner JM, Schlant RC (1983) Time course of regression of left ventricular hypertrophy in treated hypertensive patients. Am J Med 75 (Suppl 3A):100
256. Wong HO, Kasser JS, Bruce R (1969) Impaired maximal exercise performance with hypertensive cardiovascular disease. Circulation XXXIX:633
257. Yamori Y, Igawa T, Tagami M, Kaube T, Nara Y, Kihera M, Horie R (1984) Humoral trophic influence on cardiovascular structural changes in hypertension. Hypertension 6 (Suppl III):27
258. Zahka KG (1986) Risk of cardiac involvement in essential hypertension. Cardiol Clin 4:81
259. Zanna F, Voisin P, Brunotte F (1988) Haemorheological abnormalities in arterial hypertension and their relation to cardiac hypertrophy. J Hypertens 6:293
260. Zähringer J, Stangl-Danninger B, Aschawer W, Motz W, Strauer BE (1985) Regression of heart muscle hypertrophy after nifedipine therapy: changes in cardiac gene expression. J Hypertension 3 (Suppl 3):493
261. Zähringer J (1985) Biochemische Veränderungen bei Herzmuskelhypertrophieregression. Z Kardiol 74 (Suppl 7):119
262. Zeiher AM, Drexler H, Wollschlaeger H, Saurbier B, Just H (1989) Coronary vasomotion in response to sympathetic stimulation in humans: Importance of the functional integrity of the endothelium. J Am Coll Cardiol 14:1181

Sachverzeichnis